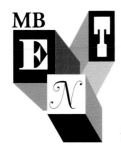

編集企画にあたって……

　頸部腫脹は，耳鼻咽喉科・頭頸部外科医にとって，日常臨床上頻繁に遭遇する病態である．一方で，大人と子どもでは考慮すべき疾患が異なり，経過観察で良いものもあれば，適切な診断に至らなければ，治療の遅延や病状の悪化を招く疾患もあるため，常に様々な鑑別疾患を考えながら診療することが求められる．

　本特集では「大人と子どもの首の腫れ」と題し，10項目の疾患群の診療上のポイントやピットフォールについて各分野において活躍されている先生方に解説いただいた．各執筆者には疾患の分類，検査，治療，予後などについて最新の知見に加え，特に大人と子どもの違いを強調していただくようにお願いした．よくある疾患から稀な疾患まで幅広く記述されており，すぐに診療に役立つ充実した内容となっている．

　悪性腫瘍，難治・重篤な感染症，気道狭窄を生じ得る疾患などでは早期の治療介入が望まれる．検査・治療の選択やそのタイミングを誤ると重篤な状況になり得るため，見落としのないような診療を心がける必要がある．ところで，私が意識して後進に伝えているのは，「主訴・興味のある局所は最後まで診ない」ということである．例えば，頸部腫脹の患者さんが来たら，耳・鼻・口腔・咽頭・喉頭と診察を進め，健常部の頸部の状況を見極めた後，最後に腫脹している局所を診察するようにしている．超音波検査などでも同様に行い，自身の診断過程になるべくバイアスが入らないように心がけている．

　頸部腫脹で重要なことは，まずは悪性腫瘍の除外である．頭頸部臓器が原発のこともあれば，Virchowリンパ節を含む他臓器からの頸部リンパ節転移，悪性リンパ腫，肉腫などが挙げられる．また，頸部リンパ節結核は，「非典型的なリンパ節炎」を呈することが多く，我々が疑わなければ診断が遅れやすい見逃してはならない疾患である．また，MTX関連リンパ増殖性疾患では問診が重要となり，アミロイドーシス例は全身性における合併症が致死的となることもある．

　若手の先生方にとっては，経験したことのない疾患も数多くあると思われ，頸部腫脹に対する診療の際の知識の整理に有益と考えられる．また，ベテランの先生方にとっても，疾患の呼称・分類法や検査・治療の方針が過去と異なっているものが数多く認められ，最新知識へのアップデートに大きく寄与すると考える．

　本特集をお読みいただき，皆様の日々の診療において，「大人と子どもの首の腫れ」について自信をもって対応できることを期待しております．

　最後に多忙な日常診療の中，充実した原稿を御執筆いただきました先生方に感謝申し上げます．

2023年10月

山下　勝

KEY WORDS INDEX

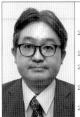

安慶名 信也
（あげな　しんや）

2003年　宮崎医科大学卒業
　　　　琉球大学医学部附属病院耳鼻咽喉科入局
2005年　沖縄県立中部病院耳鼻咽喉科
2006年　沖縄県立南部医療センター・こども医療センター耳鼻咽喉科
2008年　草津総合病院頭頸部外科センター頭頸部外科・耳鼻咽喉科
2010年　琉球大学医学部附属病院耳鼻咽喉科
2018年　同，助教
2022年　同，講師

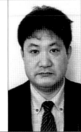

高原　幹
（たかはら　みき）

1994年　旭川医科大学卒業
　　　　同大学耳鼻咽喉科・頭頸部外科入局
2003年　スウェーデン，カロリンスカ研究所留学
2013年　旭川医科大学耳鼻咽喉科・頭頸部外科，講師
2022年　同大学頭頸部癌先端的診断・治療学講座，特任准教授

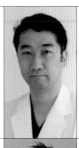

山下　勝
（やました　まさる）

1996年　鹿児島大学卒業
1997年　京都大学耳鼻咽喉科入局
　　　　静岡市立静岡病院耳鼻咽喉科
2000年　西神戸医療センター耳鼻咽喉科，副医長
2007年　京都大学大学院医学研究科修了
　　　　米国ウィスコンシン大学留学
2010年　草津総合病院頭頸部外科，センター部長
2012年　北野病院耳鼻咽喉科・頭頸部外科，副部長
2016年　京都大学耳鼻咽喉科，助教
2018年　静岡県立総合病院頭頸部・耳鼻咽喉科，部長
2020年　鹿児島大学耳鼻咽喉科学分野，教授

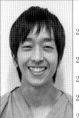

大内　陽平
（おおうち　ようへい）

2013年　香川大学卒業
　　　　同大学卒後臨床研修センター，研修医
2014年　KKR高松病院，研修医
2015年　香川大学耳鼻咽喉科頭頸部外科入局
2020年　小豆島中央病院耳鼻咽喉科
2021年　香川大学耳鼻咽喉科頭頸部外科，病院助教

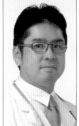

東野　正明
（ひがしの　まさあき）

2000年　大阪医科大学卒業
　　　　同大学耳鼻咽喉科入局
2007年　国立病院機構大阪医療センター耳鼻咽喉科・頭頸部外科
2010年　大阪医科大学耳鼻咽喉科，助教
2012年　大阪府済生会中津病院耳鼻咽喉科・頭頸部外科
2013年　大阪医科大学耳鼻咽喉科・頭頸部外科，助教
2015年　同，講師（准）
2017年　同，講師
2021年　大阪医科薬科大学耳鼻咽喉科・頭頸部外科，講師

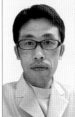

吉松　誠芳
（よしまつ　まさよし）

2011年　九州大学卒業
2013年　大阪赤十字病院耳鼻咽喉科
2016年　京都大学耳鼻咽喉科入局
2021年　同大学大学院単位認定退学，医学博士取得
　　　　同大学耳鼻咽喉科
2022年　鹿児島大学大学院耳鼻咽喉科・頭頸部外科学分野，助教

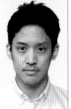

各務　雅基
（かくむ　まさき）

2017年　北海道大学卒業
2019年　同大学耳鼻咽喉科・頭頸部外科入局
2021年　天使病院耳鼻咽喉科
2022年　愛知県がんセンター頭頸部外科，レジデント

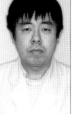

宮丸　悟
（みやまる　さとる）

2003年　大分大学卒業
　　　　熊本大学耳鼻咽喉科・頭頸部外科入局
2009年　同大学大学院修了
　　　　同大学耳鼻咽喉科・頭頸部外科，助手
2011年　熊本市民病院耳鼻咽喉科
2014年　熊本大学耳鼻咽喉科・頭頸部外科，助教
2019年　同，講師

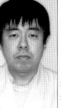

渡辺　哲生
（わたなべ　てつお）

1986年　大分医科大学卒業
1991年　同大学大学院修了
　　　　同大学医学部耳鼻咽喉科学，助手
1993年　テネシー州立大学内科学教室免疫アレルギー部門研究員
1995年　大分医科大学医学部耳鼻咽喉科学，助手
2000年　同大学附属病院耳鼻咽喉科，講師
2003年　大分大学医学部附属病院耳鼻咽喉科，講師
2010年　同大学医学部耳鼻咽喉科学講座，准教授

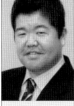

阪上　智史
（さかがみ　ともふみ）

2006年　関西医科大学卒業
2008年　同大学耳鼻咽喉科入局
2010年　岸和田市民病院耳鼻咽喉科
2012年　関西医科大学耳鼻咽喉科，助教
2014年　武田総合病院耳鼻咽喉科
2016年　済生会野江病院耳鼻咽喉科
2017年　関西医科大学耳鼻咽喉科・頭頸部外科，助教

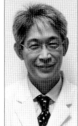

森谷　季吉
（もりたに　すえよし）

1990年　滋賀医科大学卒業
1992年　同大学耳鼻咽喉科，助手
1996年　国立京都病院耳鼻咽喉科
2005年　草津総合病院頭頸部外科センター，部長
2011年　同病院頭頸部甲状腺外科センター長
2020年　淡海医療センター（2021年10月病院名変更）頭頸部甲状腺外科センター長（兼副院長）

編集企画／山下　勝
鹿児島大学教授

Monthly Book ENTONI　No. 290/2023. 11　目次

編集主幹／曾根三千彦　香取幸夫

【ENTONI®（エントーニ）】
ENTONIとは「ENT」（英語のear, nose and throat：耳鼻咽喉
科）にイタリア語の接尾辞 ONE の複数形を表す ONI をつけ，
耳鼻咽喉科領域を専門とする人々を示す造語．

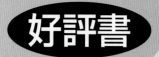

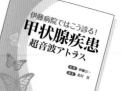
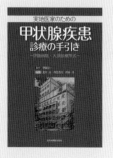
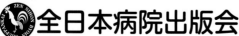

MB ENT, 290：1-8, 2023

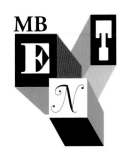

◆特集・大人と子どもの首の腫れ

先天性疾患

渡辺哲生*

Abstract 頸部腫脹をきたす先天性疾患として血管腫，リンパ管腫，正中頸嚢胞，側頸嚢胞，皮様嚢腫，下咽頭梨状窩瘻について解説した.

血管腫，リンパ管腫は ISSVA 分類に基づいた.

いずれも理学的所見，画像所見から比較的容易に診断可能であるが病変の存在部位などの理学的所見が重要で，画像検査としては超音波検査が特に有用である.

摘出術が根治的な治療であるが，摘出困難な場合も多く，OK-432 を中心とする硬化療法，鏡視下の低侵襲手術も選択肢である.

先天性疾患であるので若年者に多いが，診断や治療を年齢によって考慮する必要もある.

Key words 静脈奇形(venous malformations)，リンパ管奇形(lymphatic malformations)，正中頸嚢胞(thyroglossal duct cyst)，側頸嚢胞(branchial cleft cyst)，皮様嚢腫(dermoid cyst)，下咽頭梨状窩瘻(pyriform sinus fistula)

はじめに

頸部腫脹をきたす疾患には表1に示すような様々な疾患がある[1]. これらのうち先天性疾患について解説する.

脈管性腫瘍

1．ISSVA 分類

小児・若年者に主に発生する「いわゆる血管腫」は，生物学的特徴が異なる病態が混在しており，本質的な病態に応じた分類が重要である. 血管腫(hemangioma)，リンパ管腫(lymphangioma)などの脈管異常に関する根本的で体系的，国際的な分類として the International Society for the Study of Vascular Anomalies(ISSVA)分類[2]が存在する. また，本邦では ISSVA 分類に基づいた「血管腫・血管奇形・リンパ管奇形診療ガイドライン 2017」[3]により診断・治療方針についての見解が示されている.

ISSVA 分類の概略を表2に示す[2]. ISSVA 分類では細胞増殖の有無により血管系腫瘍と血管奇形に大別される. 従来の血管腫，リンパ管腫は血管奇形に分類され，血管腫は静脈奇形(venous malformations：VM)，リンパ管腫はリンパ管奇形(lymphatic malformations：LM)に該当する.

2．血管奇形

胎生 4～10 週の末梢血管系形成期の異常により生じる先天的な脈管形成の異常である. 毛細血管，リンパ管，静脈，動脈などの単一または複合成分で構成される. 生下時から存在し，成長とともに増大すること，そして思春期や妊娠など，ホルモンバランスの変化や外傷を契機に増悪しやすいことなどの特徴がある.

3．静脈奇形(VM，血管腫)

1）概念，原因

VM は，静脈成分を主体とした低流速の血管形成異常であり，従来，海綿状血管腫，筋肉内血管腫，静脈性血管腫，滑膜血管腫と同義である. 発

* Watanabe Tetsuo, 〒879-5593 大分県由布市挾間町医大ケ丘 1-1　大分大学医学部耳鼻咽喉科学講座，准教授

表 1. 頸部腫脹をきたす疾患（甲状腺疾患，唾液腺疾患を除く）

```
1. 炎症性疾患
  1）リンパ節病変
      感染性：
            ウイルス性（風疹，EB ウイルス，サイトメガロウイルスなど）
            細菌性（化膿性，猫ひっかき病，結核性など）
            その他（亜急性壊死性リンパ節炎，トキソプラズマ感染症など）
      非感染性：
            川崎病，組織球性壊死性リンパ節炎（菊池病）
            周期性発熱・アフタ性口内炎・咽頭炎・リンパ節炎症候群（PFAPA 症候群）など
  2）深頸部感染症（頸部膿瘍）
      口腔・咽喉頭や唾液腺の急性炎症から波及
      先天性瘻孔由来：下咽頭梨状陥凹瘻，側頸瘻など
2. 腫瘍性疾患
  1）良性腫瘍
      脈管性腫瘍（血管腫，リンパ管腫など）
      神経原性腫瘍（神経鞘腫，神経線維腫など）
  2）悪性腫瘍
      リンパ節腫大（悪性リンパ腫，白血病，悪性腫瘍の転移など）
      軟部組織腫瘍（横紋筋肉腫，線維肉腫など）
3. 嚢胞性疾患
  1）先天性
      正中頸嚢胞，側頸嚢胞など（胎生期の遺残組織に起因）
  2）その他
      ガマ腫，皮様嚢胞など
4. その他
      特発性内頸静脈拡張症など
```

（文献 1 より改変）

生原因は不明である．

　大半の VM は孤発性で，9 割以上を占めるが，家族性がみられる遺伝性のものや症候群を呈するものも 1% 程度存在するとされる．切除組織の分子遺伝学的検索では，約半数近い症例で，内皮細胞に発現する受容体型チロシンキナーゼ TIE2 の体細胞変異が指摘されている[4]．血管壁の成熟や安定化には TIE2 およびそのリガンド angiopoietin が重要な機能を果たしており，TIE2 遺伝子の異常は，VM における血管平滑筋層の低形成による不規則に拡張した静脈腔に血液が貯留をもたらすと考えられる．また，最近では mTOR 経路にかかわる PIK3CA 遺伝子の異常も指摘されている[5]．

　2）臨床症状・理学的所見

　全身に生じるが，頭頸部にもっとも多い．平坦・海綿状・多胞性嚢胞状・静脈瘤状など形態は様々で，限局性，びまん性・浸潤性，多発性など大きさや分布も様々である．表在性のものは青紫色の外観を呈し，深在性のものは皮膚の色調には変化がない．触診上弾性軟で，挙上，用手圧迫にて縮小し，下垂，息こらえ，中枢側の駆血により腫脹することが多い．静脈石を形成し病変内に硬く触知することもある．自然消退はない．経時的に大きさや症状が変化するのも特徴の一つである．病変内の血液鬱滞により血栓性静脈炎を併発しやすく疼痛・腫脹が出現する．大型病変では，しばしば凝固因子消費による慢性凝固異常を示す．腫脹による呼吸困難をみることもある．

　3）画像所見

　重要となるのは超音波検査（US）と MRI である．

　US では，蜂巣状から多嚢胞状の低エコー領域を示し，エコープローブの圧迫により貯留する血液の動きを観察できることが多い．静脈石を内部に伴う場合には，音響反射を伴う高エコー構造を伴う．

　MRI では，多房の分葉状腫瘤で，血液で満たされた静脈腔は T2 強調像で著明な高信号を呈する．静脈石や血栓は，T1 強調像，T2 強調像で点状ないし円形の低信号を呈する（dot sign）．造影

表 2. ISSVA 分類

```
Vascular anomalies
        Vascular tumors
                Benign
                Locally aggressive or borderline
        Malignant
        Vascular malformations
        Simple
                Capillary malformations
                Lymphatic malformations
                Venous malformations
                Arteriovenous malformations
                Arteriovenous fistula
        Combined
                CVM, CLM, LVM, CLVM, CAVM, CLAVM, Others
        of major named vessels
                Affect
                        Lymphatics, veins, arteries
                Anomalies of
                        Origin, course, number, length,
                        diameter(aplasia, hypoplasia, stenosis, ectasia/aneurysm),
                        Valves, communication(AVF), persistence(of embryonal vessel)
        associated with other anomalies
                Klippel-Trenaunay syndrome
                Parkes Weber syndrome
                Servelle-Martorell syndrome
                Sturge-Weber syndrome
                etc
```

CVM：capillary venous malformation, CLM：capillary lymphatic malformation, LVM：lymphatic venous malformation, CLVM：capillary lymphatic venous malformation, CAVM capillary arteriovenous malformation, CLAVM：capillary lymphatic arteriovenous malformation

（文献 2 より改変）

でゆっくりと全体的に濃染されることが多く，LM との鑑別に有用である．皮下脂肪内病変では脂肪抑制法を併用すると病変部の拡がりが確認しやすくなる．MRI では病変全体の形態や拡がりを確認するのに優れている．

4）診　断

理学的所見（特に下垂，息こらえ，中枢側の駆血により腫脹），画像所見から比較的容易に診断できる．直接穿刺により静脈血の逆流をみることでも診断は確定できる．

5）治療法

保存的治療には疼痛緩和，血栓・静脈石形成の予防，凝固障害の減弱に対する弾性ストッキングなどを用いた圧迫療法があり，血栓・静脈石予防として抗凝固療法が行われる．

侵襲的治療には，硬化療法，摘出術がある．硬化療法は内腔の存在する病変で有効率が高く，通常は瘢痕を残すことなく低侵襲な治療が可能であることから，治療の第一選択と考えられる．ただし，病変部を完全消失させることは難しく，複数回の治療を要することや症状の緩和を主体とした療法に留まることも多い．内腔に血液が貯留するタイプでは特に有効率が高い．硬化剤には無水エタノール，ポリドカノール，オレイン酸モノエタノールアミンなどが用いられている．合併症に肺塞栓症，ヘモグロビン尿，薬剤アレルギー，神経麻痺，皮膚壊死などがある．

摘出術は，限局性病変で術後瘢痕が目立たない部位や疼痛などの症状が強く病変の完全除去が望ましい場合によい適応となる．硬化療法に伴う合併症リスクの高い部位での治療としても有用性がある．

6）年齢との関連

思春期や妊娠を機に増大し，痛みを伴うことが

ある．表在病変は，青いアザや網状の静脈怒張，あるいは皮下腫瘤として生下時や乳幼児期に気づかれることが多い．筋肉や関節などの深部の病変は，乳幼児期には気づかれずに学童期以降，中には成人後に疼痛や増大性腫瘤として発症することも少なくない．

4．リンパ管奇形（LM，リンパ管腫）

1）概念，原因

LM は主に小児（多くは先天性）に発生する大小のリンパ嚢胞を主体とした腫瘍性病変である．胎生期の未熟リンパ組織がリンパ管に接合できずに，孤立して嚢腫状に拡張した病変と考えられているが，いまだ明らかになっていない．全身のほとんどのリンパ系で発生し得るが，70％以上が頭頸部に発生し，中でも後頸三角の発生頻度がもっとも高い．多くの症例では硬化療法や外科的切除などによる治療が可能であるが，重症例はしばしば治療困難であり，気道閉塞などの機能的な問題や整容的な問題を抱えており，治療困難である．ISSVA 分類では嚢胞径の大きさにより微小嚢胞性 microcystic（従来の lymphangioma），大嚢胞性 macrocystic（従来の cystic hygroma）とその混合型の 3 種に分けられている．治療法の選択においては嚢胞のサイズが重要となる．

2）臨床症状・理学的所見

主症状は腫瘤であり，出生時から認められることも多い．腫瘤は内部のリンパ液の量に応じて硬さが変化し，波動を触知する場合もあるが，緊満して硬い場合もある．頸部・舌・口腔病変で中・下咽頭部での上気道狭窄，縦隔病変で気管の狭窄による呼吸困難の症状を呈し，気管切開を要する場合もある．腫瘤形成・変色・変形などにより特異な外観を呈するため，社会生活への適応を生涯にわたり制限されることもある．しばしば炎症，出血を伴い，一時的に増大し，腫脹・発赤・熱感・疼痛をきたす．

3）画像所見

US，CT，MRI いずれも有用である．

US では，典型的には内部に隔壁を有する多房性嚢胞性腫瘤として認められ，嚢胞内のエコー輝度は，無〜低エコーを示す．感染や出血をしている場合は，内部が若干高エコーとなり，二相性を呈することもある．

CT では，腫瘤は低吸収を示し，内部には単房性または多房性嚢胞を認める．通常，腫瘤には造影効果は認めない．

MRI は病変の広がりや周囲構造の描出に有用であり，T1 強調像で低信号，T2 強調像で高信号を呈する．内部不均一で中隔や分葉状の構造を取ることが多い．

4）診　断

臨床症状，理学的所見と画像所見を併せて確定診断できることが多い．穿刺吸引細胞診，穿刺液生化学検査にて嚢胞液がリンパ液であることが確認できれば診断の補助になる．鑑別診断にはリンパ管腫症，血管奇形（VM など），奇形腫，ガマ腫，リンパ節腫脹，悪性リンパ腫，神経鞘腫，その他の腫瘍形成性病変が挙げられる．

5）治療法

大きく硬化療法，外科的治療に分けられる．

（1）硬化療法

本邦では治療戦略として先ず硬化療法の可能性を考慮することが一般的である．硬化剤として本邦では現在 OK-432 が保険適用となっている唯一の薬剤である．OK-432 を局所注入することによって多量の炎症細胞の局所浸潤が起こり，サイトカインの系を介した好中球の強い活性化が起こり，局所の強い炎症によって，内溶液の吸収亢進，産生低下が生じる．また，リンパ上皮が惹起される炎症反応によって容易に破壊され，治癒修復機転として嚢胞内の上皮が癒着すると考えられている．副作用として発熱，局所の発赤・腫脹・疼痛などの炎症所見を認める．気道の圧迫による呼吸障害を生じる危険性もある[6]．多房性，microcystic では効果が低下するとされている．

（2）外科的治療

LM は外科的に病変を全摘出できれば完治する．体表にあり限局性である場合にはよい適応で

表 3. 先天性頸部嚢胞疾患

	正中頸嚢胞	側頸嚢胞	皮様嚢腫
発生頻度	頸部正中に発生する嚢胞の70%	鰓原性嚢胞の80～95%	頸部正中に発生する嚢胞の25%
部位	舌骨と密接な関係にある頸部正中	胸鎖乳突筋の前方の側頸部	頸部正中，顔面，鼻，眼瞼
臨床的特徴	・嚥下時または舌突出時に可動する無症候性頸部正中の腫瘤 ・感染した場合は疼痛，大きい場合は呼吸困難および／または嚥下障害を伴う	無痛性の波動を伴う腫瘤だが，上気道感染症発生時に疼痛を伴う	頸部正中の腫瘤で皮膚付属器を伴う
画像所見	・舌骨に近接する嚢胞 ・超音波検査では境界明瞭な壁の薄い嚢胞 ・ときに多房性	・単房性嚢胞 ・境界明瞭 ・内部は均一	MRIでは内容物により様々な信号強度を示す
組織学的所見	・単房性／多房性 ・重層扁平上皮／多列線毛円柱上皮／重層立方上皮 ・粘液腺(唾液腺型) ・最大62%の症例で異所性甲状腺濾胞，異所性副甲状腺，皮膚付属器，軟骨 ・上皮剝脱と2次炎症(リンパ球，好中球，肉芽組織，コレステロール肉芽腫，線維化)	・扁平上皮(90%)または線毛円柱上皮(8%) ・唾液腺組織，皮脂腺，コレステリン肉芽腫を伴うことあり ・リンパ組織	・単房性 ・内腔は顆粒層を持つ角化扁平上皮によって覆われケラチンが充満 ・毛包，皮脂腺，エクリン汗腺(35%) ・アポクリン腺(15%) ・ときに平滑筋
鑑別診断	・皮様嚢腫 ・類表皮嚢胞 ・異所性甲状腺 ・奇形腫 ・鰓裂嚢胞 ・気管支原性嚢胞 ・リンパ上皮嚢胞 ・嚢胞性変性を伴う甲状腺乳頭癌のリンパ節転移	・皮様嚢腫 ・類表皮嚢胞 ・奇形腫 ・気管支原性嚢胞 ・リンパ上皮嚢胞 ・リンパ節炎 ・リンパ腫	・脂腺嚢腫 ・類皮奇形腫 ・脂肪嚢腫 ・軟毛嚢腫

(文献8より改変)

ある．また，硬化療法が無効である症例には摘出術のほうが有効とされる．ただし，全摘出のために病変内の血管・神経・筋肉などの正常組織も同時に切除せざるを得ず，機能的・整容的な問題を残すことがあり，部分摘出が選択されることも珍しくない．

6）予　後

自然消失は稀である．多くの病変は硬化療法や外科的切除で良好な効果が得られるが，完治せずに成人期へ移行する例も多い．巨大病変で広範囲かつ浸潤性の分布を示す場合，治療困難であることが多く，機能的・整容的に大きな障害を生じるため，出生直後から生涯にわたり療養を要する．

7）年齢との関連

LMの約半数は出生時に，約90%は2歳までに発生するとされる．成人での発生は稀で，発生機序として休眠状態にあった病変が局所感染や外傷

性刺激によって顕在化する可能性が考えられているが，いまだ明らかになっていない．成人では小児に比較して病変が被膜に覆われているため切除が容易である[7]ことから摘出術が有効とする報告が多い．

嚢胞性疾患

1．総　論

臨床で頻繁に遭遇する頸部に発生する先天性嚢胞性疾患には正中頸嚢胞(甲状舌管嚢胞)，側頸嚢胞，皮様(類皮)嚢腫がある．それぞれの特徴を表3[8]にまとめた．

先天性頸部嚢胞の診断には病歴，臨床所見(年齢，経過，部位，大きさ，可動性，瘻孔の存在など)が重要である．ほとんどの場合，無痛性の柔らかいまたは波動を有する腫瘤が最初の臨床症状である．増大する速度は遅いが，感染による急激な

増大を引き起こすことがある．気道やその他の重要な構造を圧迫すると，重大な合併症や死亡を引き起こすこともある．

USはもっとも有用な検査法である．USは，病変の大きさ，周囲の正常な構造との関係を示し，病変が囊胞であることを確認できる．臨床所見，USで診断が確定できない場合はCT，MRI，さらに穿刺吸引細胞診検査により診断を確定する．

2．正中頸囊胞（甲状舌管囊胞）

1）発　生

甲状腺原基は胎生4週までに，咽頭の腹側底の上皮細胞の陥入として現れる．この部位は無対結節とその尾側の底鯉節の間に相当する舌盲孔である．甲状腺はここから舌骨および喉頭軟骨の腹側を通りながら頸部を下降する．この経路となる甲状舌管と呼ばれる細い管は胎生10週に萎縮し消失するが，遣残して囊胞を形成する．囊胞は甲状舌管の行程のいずれの部位にも生じ得る．

2）臨床所見

甲状舌管に沿ったどこにでも発生する可能性があるが，20％が舌骨上，15％が舌骨，65％が舌骨下にみられる．75％が正中，25％が傍正中にみられる．囊胞は通常，直径数cmで，触診では円形，表面平滑である．

3）画像所見

境界明瞭な壁の薄い囊胞，ときに多房性である．感染の反復により壁肥厚・造影効果，周囲の脂肪の混濁がみられる．舌骨下では舌骨下筋群の深部に存在する．

4）診　断

嚥下，舌突出により可動することで皮様囊腫と鑑別する．異所性甲状腺を合併することがあるのでUSなどにより甲状腺が正常な位置に存在することを確認する．

5）治　療

摘出術（Sistrunk法：甲状舌管組織とともに舌骨体部の一部を一塊に切除する）が基本であるが，最近ではOK-432局所注入療法の有効性が報告されている．

6）年齢との関連

50％が20歳まで，70％が30歳までに診断される．小児では感染と腫瘤以外の症状を呈することは少なく，成人では疼痛，嚥下障害，発声障害などの頻度が高いとする報告がある[9]．

3．側頸囊胞

1）発　生

鰓性器官は胎生4〜7週に出現する鰓弓，鰓溝，鰓囊から成る．外胚葉由来で将来体表面へと分化する4対の鰓溝（branchial cleft）とそれに対応する内胚葉由来の鰓囊（branchial pouch），およびそれらにより分けられる中胚葉由来の5つの鰓弓（branchial arch）から構成されている．1対の鰓溝と鰓囊を鰓裂と呼んでいる．側頸囊胞は胎生期の鰓溝が遺残することにより発生するといわれている．本疾患は発生学上，閉鎖腔（囊胞）の他に体表あるいは体腔（咽頭腔）に瘻を伴うことがある（側頸瘻）．体表と体腔の両者に開口を有するものを完全瘻，一方のみに開口しているものを不完全瘻という．側頸囊胞は第2鰓裂由来のものが95％を占め，囊胞として現れるものが3/4以上である．

2）臨床所見

瘻孔の開口が咽頭では扁桃窩，外表面では前頸部，胸鎖乳突筋前縁鎖骨直上にみられることがある．Baileyは囊胞の存在部位によりⅠ型：胸鎖乳突筋前縁，Ⅱ型（最多）：胸鎖乳突筋前縁で頸動脈鞘側方，顎下腺後方，Ⅲ型：内外頸動脈の間から内側に進展，Ⅳ型：咽頭粘膜間隙内，に分類している．

3）画像所見

典型的には単房性囊胞性腫瘤として認め，壁は軽度増強効果を示す．感染により壁の肥厚，造影効果の増強，周囲の脂肪の混濁を認める．

4）診　断

囊胞性転移性リンパ節腫脹との鑑別がしばしば問題となる．

5）治　療

摘出術が基本である．OK-432局所注入療法は有効性が低いとされている．

6）年齢との関連

発症は 10〜40 歳で，10 歳以下が多いが，内容物の貯留とともに嚢胞が徐々に増大し，年長児になって診断されることが多い．

4．皮様（類皮）嚢腫

1）発　生

胎生期における外胚葉組織の深部迷入が原因となる先天性のものと，外傷や炎症などによる上皮細胞の深部組織への迷入が原因となる後天性のものに分類される[10]．

2）臨床所見

嚢腫壁は扁平上皮で，内腔にチーズ様ケラチン内容物を含む．壁に皮膚付属器を含まないものは類表皮嚢胞，3 胚葉のすべての要素を含むのが奇形腫である．

3）画像所見

境界明瞭な単房性嚢胞性腫瘤で，しばしば内部に脂肪濃度，小結節の集簇（sac of marble）を認める．

4）診　断

正中に生じることが多く，正中頸嚢胞と鑑別を要する場合がある．

5）治　療

摘出術が基本である．OK-432 局所注入療法は有効性が低いとされている．

6）年齢との関連

先天性は 10〜20 歳台で診断される[10]．

下咽頭梨状窩瘻

1）発　生

下咽頭梨状窩瘻は梨状陥凹に開口部を有する先天性瘻孔で，1973 年に Tucker ら[11]により初めて報告された．1979 年には Takai ら[12]により反復する急性化膿性甲状腺炎の原因として報告され，以降若年者の頸部膿瘍の原因として広く知られるようになった．第 3 または 4 鰓嚢の遺残に由来する瘻管と考えられており，性差はなく，9 割以上が左側に発生する．左側の第 4 鰓弓の動脈が大動脈弓の一部となる際に第 4 鰓嚢が尾側に牽引され，遺残しやすいため 90％以上が左側に発生すると

されている．

2）臨床所見

初発年齢は幼少期が約 75％，20 歳以下が約 90％で大部分が若年発症である．側頸部の化膿性炎症として発見されるが，胎児期〜新生児期に頸部嚢胞として発見されることもある．

3）画像所見

US では無症候の場合は，甲状腺を突き抜けるように存在する低エコーの管状構造，領域内部に高エコーの点状構造あるいは線状構造，などの所見がみられ，急性化膿性甲状腺炎の場合は，甲状腺周囲から内部にわたり広範囲に境界不明瞭な低エコー領域を認め，甲状腺被膜が不明瞭となるとされている．CT では気泡，鏡面像を認める．

4）診　断

確定診断は嚥下造影検査もしくは CT で梨状陥凹から下方に伸びる瘻管が描出することだが，炎症や浮腫で瘻孔が閉鎖された場合は必ずしも瘻管の描出が可能ではなく，消炎後に複数回の造影検査が必要である．

5）治　療

瘻管摘出術においては，術中の瘻管の同定が重要であり，様々な同定法が報告されている．術式としては外切開での瘻管摘出術が基本だが，最近では経口的瘻孔焼灼術，経口的瘻管摘出術も行われている．各術式について表 4[13]に示す．我々の施設ではレーザーによる焼灼術を行っている[14]．

6）年齢との関連

低年齢の症例ほど侵襲の少ない経口的瘻孔焼灼術が選択されることが多い．新生児期に発症した場合は，頸部腫脹や呼吸症状が主症状となるため迅速な対応が必要となる．Ahn ら[15]の 15 歳で小児と成人を区別して比較した報告では，食道造影の鋭敏度は成人が小児より高く，主な起炎菌は成人が *Klebsiella pneumoniae*，小児が *Streptococcus mitis* であった．

まとめ

先天性に頸部腫脹をきたす疾患には様々なもの

表 4. 梨状窩瘻に対する術式比較

術式	外切開での瘻管摘出術	経口的瘻孔焼灼術	経口的瘻管摘出術
コンセプト	嚢胞・瘻管を可及的に摘出	瘻孔閉鎖→感染経路を遮断	瘻管を可及的に摘出 ＋ 瘻孔閉鎖
長所	・瘻管摘出→根治可能 ・甲状腺組織を併せて切除可	・審美面で有利 ・低侵襲	・瘻管摘出・創部縫合→瘻孔の確実な同定と閉鎖 ・低侵襲 ・審美面で有利
短所	・炎症反復例→瘻管の同定が困難，再発につながる ・合併症のリスクが高い（反回神経麻痺，創部感染）	・瘻管は残存→再発率が高い ・周囲粘膜への影響→瘢痕形成・嚥下障害のリスク	長い瘻管や嚢胞性病変をもつ症例は適応とならない

（文献 13 より改変）

がある．成人例もあるが小児から若年層に多くみられる．病変の存在部位などの理学的所見，画像所見から診断は比較的容易である．画像診断には US，MRI が有用である．治療は摘出術だけでなく硬化療法も有効な場合が多い．

文 献

1) 片岡真吾, 川内秀之：小児頸部腫脹の取り扱い. 頭頸部外科, **20**：103-111, 2010.
2) ISSVA classification for vascular anomalies (Approved at the 20th ISSVA Workshop, Melbourne, April 2014, last revision May 2018). https://www.issva.org/UserFiles/file/ISSVA-Classification-2018.pdf
 Summary 血管腫・血管奇形診療の国際学会が提唱し, 国際的に標準化されつつある ISSVA 分類の最新版.
3) 「難治性血管腫・血管奇形・リンパ管腫・リンパ管腫症および関連疾患についての調査研究」班（研究代表者三村秀文）：血管腫・血管奇形・リンパ管奇形診療ガイドライン 2017（第 2 版）. 2017 年.
 Summary 体表・軟部の血管腫・脈管奇形（血管奇形・リンパ管奇形）に対する ISSVA 分類に基づく本邦の診療ガイドライン.
4) Limaye N, Wouters V, Uebelhoer M, et al：Somatic mutations in angiopoietin receptor gene TEK cause solitary and multiple sporadic venous malformations. Nat Genet, **41**：118-124, 2009.
5) Limaye N, Kangas J, Mendola A, et al：Somatic activating PIK3CA mutations cause venous malformation. Am J Hum Genet, **97**：914-921, 2015.
6) 太田伸男：嚢胞性疾患に対する OK-432 療法—その適応と限界—. 耳鼻免疫アレルギー, **28**：285-289, 2010.
 Summary OK-432 局所注入療法の適応, 方法, 成績, 作用機序, 副作用についての全般的な総説.
7) Schefter RP, Olsen KD, Gaffey TA：Cervical lymphangioma in the adult. Otolaryngol Head Neck Surg, **93**：65-69, 1985.
8) Fanous A, Morcrette G, Fabre M, et al：Diagnostic approach to congenital cystic masses of the neck from a clinical and pathological perspective. Dermatopathology, **8**：342-358, 2021.
9) Ren W, Zhi K, Zhao L, et al：Presentations and management of thyroglossal duct cyst in children versus adults：a review of 106 cases. Oral Surg Oral Med Oral Pathol Oral Radiol Endod, **111**：e1-e6, 2011.
10) Meyer I：Dermoid cysts（Dermoids）of the floor of the mouth. Oral Surg, **8**：1149-1164, 1955.
11) Tucker HM, Skolnick M：Fourth branchial cleft（pharyngeal pouch）remnant. Trans Am Acad Ophthalmol Otolaryngol, **77**：ORL368-ORL371, 1973.
12) Takai SI, Miyauchi A, Matsuzuka F, et al：Internal fistula as a route of infection in acute suppurative thyroiditis. Lancet, **313**：751-752, 1979.
 Summary 急性化膿性甲状腺炎の原因が下咽頭梨状窩瘻であることを示した最初の報告.
13) 犬塚義亮, 冨藤雅之, 荒木幸仁ほか：経口的瘻管摘出術を行った梨状陥凹瘻の 2 例. 口咽科, **30**：261-267, 2017.
14) Momii M, Kawano T, Takakura S, et al：A laser-assisted endoscopic approach to pyriform sinus fistula via fibrin glue cauterization. Clin Case Rep, **10**：e06588, 2022.
15) Ahn D, Sohn JH, Kim H, et al：Clinical and microbiological differences between pyriform sinus fistulae in pediatric and non-pediatric patients. Auris Nasus Larynx, **42**：34-38, 2015.

MB ENT, 290：9-15, 2023

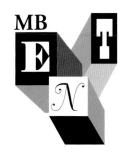

◆特集・大人と子どもの首の腫れ

唾液腺腫脹

東野正明*

Abstract 唾液腺腫脹の鑑別診断は非腫瘍性疾患（炎症性疾患，免疫疾患，嚢胞性疾患，唾液腺症）と腫瘍性疾患（上皮性と非上皮性）に分かれる．炎症性疾患には細菌性（反復性耳下腺炎や急性化膿性耳下腺炎など）とウイルス性（流行性耳下腺炎（ムンプス）や HIV 関連唾液腺疾患など）がある．免疫疾患はシェーグレン症候群，木村病，IgG4 関連疾患，サルコイドーシスなどであり，嚢胞性疾患はガマ腫，リンパ上皮嚢胞などがある．十分な医療面接と，痛み，発熱の有無などの臨床的な所見，腫脹部の入念な観察から，まず非腫瘍性疾患か腫瘍性疾患かを診断する．そのうえで鑑別に必要な血液検査や，超音波検査，MRI，CT などの画像診断，腫瘍であれば穿刺吸引細胞診を施行する．検査内容は成人と小児で大きな差異はない．小児では，唾液腺腫脹のほとんどは非腫瘍性の炎症性疾患であり，小児の唾液腺腫瘍は稀だが，成人では様々な原因で唾液腺腫脹がみられる．

Key words 唾液腺腫脹（salivary gland swelling），非腫瘍性疾患（non-neoplastic disease），唾液腺腫瘍（salivary gland tumor），好発年齢（common age），診断（diagnosis）

はじめに

唾液腺腫脹は，日常の耳鼻咽喉科の外来診療で比較的多い症状の一つである．しかし，その原因疾患は様々であり，診断に苦慮することも少なくない．唾液腺腫脹は大きく分けると，非腫瘍性疾患と腫瘍性疾患に分けられる（図1）．一般的に非腫瘍性は唾液腺全体が腫脹するが，腫瘍性は腫瘍部に腫瘤を触知する．画像上，良性では内部が均一で周囲との境界が明瞭であり，悪性は内部が不均一で周囲との境界が不明瞭であることが多い．ただ，悪性の中でも低悪性腫瘍は，画像検査で良性と見分けがつかないことも少なくない．

非腫瘍性唾液腺疾患は，炎症性疾患，免疫疾患，嚢胞性疾患，唾液腺症などに分けられる．炎症性疾患には，細菌性とウイルス性がある．前者は反復性耳下腺炎や急性化膿性耳下腺炎などで，口腔内より逆行性に感染する．後者は流行性耳下腺炎（ムンプス）や HIV 関連唾液腺疾患などである．免疫疾患はシェーグレン症候群，木村病，IgG4 関連疾患，サルコイドーシスなどが含まれ，嚢胞性疾患はガマ腫（顎下型），リンパ上皮嚢胞などが含まれる．

一方，腫瘍性唾液腺疾患は上皮性腫瘍と非上皮性腫瘍に分けられる．上皮性腫瘍は，いわゆる唾液腺腫瘍である．一般的に良性腫瘍のほうが悪性腫瘍より多く，良性と悪性の比率は，耳下腺腫瘍が約9：1，顎下腺腫瘍が約8：2とされ，顎下腺腫瘍のほうが悪性の割合が高い．また，耳下腺前方に生じる副耳下腺腫瘍は顎下腺腫瘍と似た臨床像を示す．眼瞼悪性腫瘍や側頭部皮膚悪性腫瘍，口腔悪性腫瘍の既往がある場合には，耳下腺内リンパ節転移をきたすこともある．

小児では，唾液腺腫脹のほとんどは非腫瘍性の炎症性疾患であり，小児の唾液腺腫瘍は稀である．一方，成人，特に高齢者では様々な原因で唾

＊ Higashino Masaaki，〒 569-8686 大阪府高槻市大学町 2-7　大阪医科薬科大学耳鼻咽喉科・頭頸部外科，講師

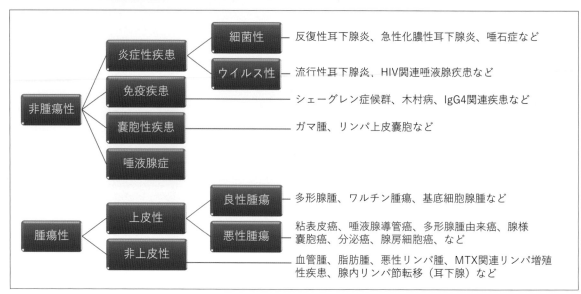

図 1. 唾液腺腫脹の鑑別診断

表 1. 代表的な疾患と検査法

疾患名	好発年齢	性別	側	症状	検査，確認事項
反復性耳下腺炎	3～6 歳	男≒女	片	耳下腺腫脹，疼痛 ステノン管からの排膿	口腔内診察，超音波検査
化膿性耳下腺炎	70 歳以上	男≒女	片，両	耳下腺腫脹，疼痛，発熱	口腔内診察，造影 CT
唾石症	40 歳台がピークで 幅広い年齢	男≒女	片	食事の際の腫脹 顎下腺 ≫ 耳下腺	双手診，Xp や CT の確認
流行性耳下腺炎	3～6 歳	男≒女	両	唾液腺腫脹，発熱	ムンプス IgM ↑ 周囲のムンプス流行の有無
HIV 関連唾液腺疾患	20～50 歳台	男≫女	片，両	耳下腺腫脹，疼痛	HIV1/2 抗体価 HIV RNA 定量検査
シェーグレン症候群	40～50 歳台	女≫男	両	軟らかい耳下腺腫脹	抗 SS-A 抗体，抗 SS-B 抗体， 口唇生検
木村病	20～30 歳台	男≫女	両	軟らかい耳下腺腫脹	血中好酸球 ↑，総 IgE ↑ カンジダ特異的 IgE ↑
唾液腺症	思春期以降	女≫男	両	無痛性唾液腺腫脹	基礎疾患の確認

液腺腫脹がみられる．

　本稿では，成人と小児における唾液腺腫脹における鑑別診断について述べる（表 1）．

非腫瘍性疾患

1．反復性耳下腺炎

　耳下腺導管の拡張と二次感染が特徴的で，急速な耳下腺腫脹があり，1～2 週間程度持続する．一側性が多く，3～6 歳に好発する．ステノン管開口部からの膿が流出することが特徴的な所見であり，細菌検査でブドウ球菌，肺炎球菌などが検出されることが多い．超音波検査では，多発小円型エコー像がみられる．症状が反復することが特徴

であるが，10 歳頃には自然に治癒する疾患である．治療としては，ペニシリン系抗菌薬を投与する．口腔ケアをすることで再発予防を指導する．

2．急性化膿性耳下腺炎

　唾液腺管経由の口腔内からの逆行性感染で発症する．ときに膿瘍を形成して，重症化した場合には，切開排膿術を考慮する．口腔乾燥を伴うことが多く，比較的高齢者に多い．

3．唾石症

　唾石は脱落した上皮や唾液腺管内に迷入した異物・細菌などが核となり，周囲にリン酸カルシウムや炭酸カルシウムなどが沈着することで形成される．9 割以上が顎下腺導管にみられ，残りは耳

下腺導管にみられる．発症年齢は40歳台に多いとされるが，幼少期から高齢者まで幅広い年齢層で発症する．食事の際に疼痛を伴う顎下腺，または耳下腺の腫脹が特徴的であり，食後しばらくすると自然に腫脹が軽快することもある．治療はまず，急性期は消炎を図る．消炎が図れたら，唾石の摘出を行う．舌下小丘にあるワルトン管開口部付近の唾石では口内法で摘出可能なことが多いが，顎下腺管移行部や腺内の唾石では，経口的なアプローチが困難なことが多く，外切開で顎下腺を唾石とともに摘出する．近年は，唾液腺管内視鏡を用いて，腺管内から唾石を摘出する方法もあるが，現時点では施行可能な施設は限られている．

4．流行性耳下腺炎（ムンプス）

ムンプスは，パラミクソウイルス科に属するRNAウイルスのムンプスウイルス罹患によって耳下腺腫脹や発熱を伴う疾患である．ムンプスはワクチン接種で予防が可能であるが，その予防接種率が高くないため，約5年の周期で流行を繰り返している．流行性耳下腺炎患者のうち，6～15歳が約50％，0～5歳が約40％を占め，ほとんど性差はない[1]．飛沫感染し，潜伏期間が14～21日で，発症5日前～発症5日がウイルス排泄の期間であることが流行する原因である．ムンプスの診断は，ムンプス特異的IgM抗体の上昇，ウイルスの分離，RT-LAMP法のいずれかが陽性で確定となる．エンベロープを有するためアルコール消毒が有効である．学校保健安全法では第二種感染症と規定され，診断後は唾液腺の腫脹から5日を経過し，全身状態が良好になるまで，出席停止となる．治療は対症療法が主体となる．

ムンプスは，様々な合併症にも配慮する必要がある．合併症の頻度は男性のほうが女性より2.5倍高い．発生頻度はムンプス罹患者のうち，睾丸炎が0.66％（男性のみ），無菌性髄膜炎が0.58％，難聴が0.13％とされる[1]．ムンプス難聴では，一側性難聴が95.5％，両側性難聴が4.5％を占め，そのほとんどが重度難聴であり，改善がみられたのは5％とかなり少ない．成人のほうが小児より

も8.4倍，ムンプス難聴を合併しやすい．ムンプスの罹患は，3～15歳と30歳台にピークがあり，就園，就学した子どもからその親への感染の可能性がある[2]．

5．HIV関連唾液腺疾患

無痛性で軟性の唾液腺腫脹は，HIV感染の初期症状の一つであり，画像上，多発性の嚢胞様病変がみられる．HIV患者の3～6％程度にみられる．2022年の本邦の新規HIV感染者は742人，エイズ患者は315人であった．2013年頃をピークにやや減少傾向にあるが，依然として少なくはない．男性がともに95％以上を占め，全体の約83％が日本国籍男性であった．30歳をピークに20～50歳台に報告者が多い[3]．

6．シェーグレン症候群

シェーグレン症候群は，原因不明慢性唾液腺炎と乾燥性角結膜炎を主症状とする自己免疫性の外分泌腺炎を伴う機能低下を特徴とする指定難病であり，国内の罹患数は66,000人とされる．他の膠原病の合併がみられない一次性と，関節リウマチや全身性エリテマトーデスなどの膠原病を合併する二次性に大別される．一次性は，病変が唾液腺と涙腺に限局する腺型と，病変が全身諸臓器（関節，甲状腺，肺，消化器，皮膚など）に及ぶ腺外型に分けられる．口唇腺もしくは涙腺組織の生検，唾液腺造影検査もしくは唾液腺シンチグラフィーでの異常所見，眼科でのシルマー試験，血液検査で抗SS-A抗体，抗SS-B抗体陽性のうち，いずれかの2項目が陽性であることでシェーグレン症候群と診断される．口腔内などの乾燥症状は外分泌腺の炎症に伴う腺組織の破壊によってもたらされるため，小児のシェーグレン症候群では成人のように口腔内などの乾燥の症状を認めることは少ないとされる[4]．

シェーグレン症候群は悪性リンパ腫の発生母地になることが知られている．シェーグレン症候群の長期経過中に約5％で悪性リンパ腫が発生するとされる．MALT（mucosa associated lymphoid tissue）リンパ腫が半数以上を占め，もっとも多

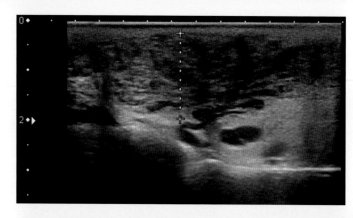

図 2.
木村病(20 歳台，男性)
超音波検査では，腫瘍性
病変は認めず，耳下腺内
は疎で，びまん性に低エ
コー域を散見した

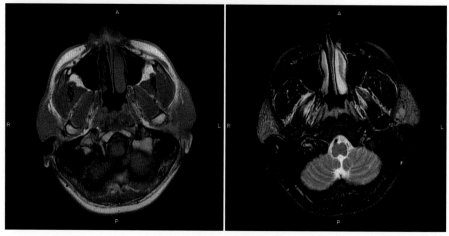

図 3. 図 2 の症例の MRI
耳下腺がびまん性に腫脹し，全体的に T1 強調画像で低信号，T2 強調画像で
やや高信号を呈し，周囲にリンパ節腫脹がみられた

い．リンパ腫を合併すると，高ガンマグロブリン血症，白血球減少，リンパ球減少，低 C3 血症，低 C4 血症がみられることが多い．

7．木村病

木村(氏)病は，唾液腺組織，軟部組織，頸部リンパ節を含む頭頸部の皮下に生じる無痛性の好酸球肉芽腫で，1948 年に木村らによって報告された．末梢血の著明な好酸球数の増加，血清 IgE 値が上昇する．しばしば，アトピー性皮膚炎やアレルギー性鼻炎に合併し，カンジダ特異的 IgE 値の上昇を生じることが多い．組織学的には，好酸球浸潤を主として，形質細胞，リンパ球，肥満細胞などの浸潤による濾胞構造を示し，血管増生と線維化を伴う．20〜30 歳台に多く，男性：女性は 3：1 とされる．小児では比較的稀である．画像では，CT や MRI で耳下腺・顎下腺および隣接する皮下に浸潤性の軟部腫瘤を認め，境界が不明瞭な

ことが多く，周囲のリンパ節腫脹がみられる．内部は均一で，造影剤で増強効果を示す．診断には組織診を要する．

治療は薬物治療(ステロイド，抗アレルギー薬など)が一般的である．外科的切除は腫瘍残存のリスクを伴うため，根治困難な場合が多い．ステロイド抵抗性の場合に，低線量の放射線治療の報告もあるが，治療選択には慎重を期する必要がある．

≪症例提示≫

20 歳台，男性．数年前から両耳前部の腫脹を自覚し，徐々に増大してきたため，当科を紹介受診した．両耳前部の発赤と腫脹を認めたが，硬結は触れず，圧痛はなく，顔面神経麻痺も認めなかった．血液検査は，白血球 5,960/μL(好中球 63.0％，好酸球 20.0％↑，リンパ球 14.0％↓)，抗 SS-A 抗体陰性，抗 SS-B 抗体陰性，IgG4＜6.0，

総 IgE 9073↑，カンジダ特異的 IgE 抗体陽性であった．超音波検査では，腫瘍性病変は認めず，耳下腺内は疎で，びまん性に低エコー域を散見した（図2）．MRI では耳下腺がびまん性に腫脹し，全体的に T1 強調画像で低信号，T2 強調画像でやや高信号を呈し，周囲にリンパ節腫脹がみられた（図3）．気管支喘息やアトピー性皮膚炎など他に好酸球上昇を示す既往症はなく，胸部 CT 所見も正常であった．耳下腺生検を施行したところ，耳下腺組織に線維化とリンパ濾胞の増生，および好酸球の著明な浸潤があり，IgE 免疫染色でリンパ濾胞内の胚中心に一致して IgE が網状に染色され，木村病と診断した．現在，外来にて薬物治療を継続中である．

8．唾液腺症

非炎症性，非腫瘍性に両側の唾液腺腫脹をきたす疾患群の総称である．多くは無痛性で，症例によって，耳下腺のみ，顎下腺のみあるいは両者が腫脹する．多くは，糖尿病，末端肥大症，尿崩症，甲状腺機能異常，性ホルモン機能異常，アルコール中毒，降圧薬や向精神薬の連用，栄養失調など，様々な基礎疾患を有する．若年者では，神経性食思不振症や過食症に伴って，唾液腺腫脹をきたすこともあるが，それらは女性に多い[5]．

（IgG4 関連疾患，サルコイドーシスは別稿を参照いただきたい）

腫瘍性疾患

唾液腺に生じる腫瘍は，上皮性腫瘍，悪性リンパ腫に代表される非上皮性腫瘍に分けられる．耳下腺には耳下腺内リンパ節があり，頭部や頭頸部の悪性腫瘍の場合には転移リンパ節の可能性がある．いずれの場合も，まずは超音波検査，MRI，CT などの画像検査を施行する．検査内容は，成人と小児で大きな差異はない．^{99m}Tc シンチグラフィーはワルチン腫瘍の約 75% が陽性であることから，成人男性において，穿刺吸引細胞診でワルチン腫瘍が疑われる場合，保存的に経過観察するための確認目的に施行するとよい[6]．ワルチン

腫瘍の他には，オンコサイトーマ，形質細胞腫，腺房細胞癌，悪性リンパ腫などでも陽性になることがあり，^{99m}Tc シンチグラフィーのみでワルチン腫瘍を確定診断することはできない．PET-CT は，FDG が正常の唾液腺や良性腫瘍にも集積することから良悪性の診断にはあまり有効ではないが，高悪性度癌では比較的遠隔転移をしやすいため，その精査には有意義と考える．

超音波検査で唾液腺腫瘍が疑われる場合には，超音波ガイド下に穿刺吸引細胞診を積極的に行うのがよい．ただし，小児の場合には，貼布型の鎮痛剤を使用するなど，痛みに考慮する必要がある．当科での耳下腺腫瘍における穿刺吸引細胞診の正診率は，多形腺腫で 94.2%，ワルチン腫瘍で 91.6% であった．一方，悪性腫瘍では悪性診断率が 58.2%，悪性度診断率は 42.3%，組織型診断率は 31.4% であった[7]．すなわち，代表的な良性腫瘍である多形腺腫やワルチン腫瘍では正診率は極めて高いが，その他の良性腫瘍や悪性腫瘍では細胞診には限界がある．したがって，術中迅速病理診断を施行することでより診断率を上げることが求められる．また，外科的切除によって根治を目指すことが困難な場合には，外切開による生検術，もしくは core needle biopsy を行い，組織診断を行う．また，免疫染色も施行して，分子標的薬治療の可能性を考慮する．

1．上皮性腫瘍

全国頭頸部悪性腫瘍登録 2019 年初診症例の報告書[8]によると，大唾液腺癌は 765 例であり，そのうち耳下腺癌が 535 例（69.9%），顎下腺癌が 187 例（24.4%），舌下腺癌が 39 例（5.1%）であった．20 歳未満の大唾液腺癌は 9 例（1.2%），特に 10 歳未満は 1 例のみで非常に少ない．性別は，全 765 例中，男性が 478 例（62.5%），女性が 287 例（37.5%）であった．20 歳未満では男性 2 例，女性 7 例，20～29 歳では男性 10 例，女性 11 例と，ともに女性のほうが多い．一方，30 歳以上では男性が女性より唾液腺癌の罹患率が高い．これは耳下腺癌，顎下腺癌ともに同様の傾向を示している．

Tian らの報告[9]では，6,932 例の唾液腺腫瘍のうち，19 歳以下の症例は 205 例（3.0％）であった．そのうち 152 例（74％）が良性腫瘍であり，138 例（67％）が多形腺腫，29 例（14％）が粘表皮癌であり，悪性の 55％を占めていた．小児耳下腺腫瘍の Systematic review[10]では，19 歳以下の耳下腺悪性腫瘍 426 例のうち粘表皮癌が 224 例（53％），腺房細胞癌が 125 例（29％），腺様嚢胞癌が 21 例（5％），その他が 57 例（13％）であった．また，顎下腺悪性腫瘍 44 例のうち粘表皮癌が 24 例（55％），腺様嚢胞癌が 6 例（14％），腺房細胞癌が 4 例（9％），腺癌 NOS が 3 例（7％），多形腺腫由来癌が 2 例（4％），その他が 5 例（11％）であった．これらの 95％の症例では手術が施行され，24％で術後放射線治療が施行されていた．その結果，5 年粗生存率が 94％，5 年無病生存率が 83％であり，再発は 20％に起こり，1.1 年以内に半数が確認される．

当科での若年者の耳下腺腫瘍は，良性が 13 例，悪性が 8 例であった．良性腫瘍のほとんどが多形腺腫であった．若年者にはワルチン腫瘍は極めて稀である．多形腺腫の問題点は，再発および悪性転化である．当科の検討では，多形腺腫の再発は初回手術から 10〜15 年後が多い[11]．小児例では審美的な理由や確実な顔面神経保護の目的から，より縮小手術を選択される可能性がある．しかし，小児例では長期にわたって観察が必要であること，また小児多形腺腫例に対して核出術をすることで長期の経過中に，高い再発率が報告[12]されており，顔面神経を温存しながら，十分な摘出が重要である．一方，悪性は粘表皮癌が 4 例，分泌癌が 2 例，腺様嚢胞癌が 2 例であった．高悪性度癌が 1 例のみであり，観察期間の中央値が 8 年にもかかわらず，全例生存しているが，長期的な経過観察を要する．

2．非上皮性腫瘍

唾液腺に発生する非上皮性腫瘍には，血管腫，脂肪腫，悪性リンパ腫，MTX 関連リンパ増殖性疾患，腺内リンパ節転移（耳下腺）などがある．そのうち，悪性リンパ腫の発生部位は耳下腺に多く，耳下腺腫瘍の約 1％である．若年例の報告もあるが稀である．組織型は，Diffuse Large B cell type と MALT が多い．

（MTX 関連リンパ増殖性疾患は別稿を参照いただきたい）

文　献

1) Ohfuji S, Takagi A, Nakano T, et al：Mumps-Related Disease Burden in Japan：Analysis of JMDC Health Insurance Reimbursement Data for 2005-2017. J Epidemiol, **31**(8)：464-470, 2021.
　Summary 2005〜2017 年のデータベースから，ムンプス患者の 0.15％に難聴を合併し，16 歳以上は 15 歳以下より 8.4 倍難聴を合併していた．
2) 守本倫子，益田　慎，麻生　伸ほか：2015〜2016 年のムンプス流行時に発症したムンプス難聴症例の全国調査．日耳鼻会報，**121**：1173-1180, 2018.
3) 厚生労働省エイズ動向委員会：令和 3（2021）年エイズ発生動向―分析結果―．https://api-net.jfap.or.jp/status/japan/data/2021/nenpo/bunseki.pdf
4) 謝花幸祐：小児シェーグレン症候群の特徴と治療．臨床リウマチ，**30**：15-22, 2018.
　Summary 小児 SS は成人 SS の典型的症状である乾燥症状を認めにくく，反復性耳下腺炎や多彩な腺外症状で発症する．
5) 吉原俊雄：唾液腺症．MB ENT, **69**：32-36, 2006.
6) Nishimura H, Kawata R, Kinoshita I, et al：Management for Warthin Tumor of the Parotid Gland：Surgery or Observation. A 21-Year Retrospective Study of 387 Cases. Ear Nose Throat J. 2022. Online ahead of print.
7) Taniuchi M, Kawata R, Omura S, et al：A novel clinically-oriented classification of fine-needle aspiration cytology for salivary gland tumors：a 20-year retrospective analysis of 1175 patients. Int J Clin Oncol, **26**(2)：326-334, 2021.
　Summary 1,175 例の耳下腺腫瘍の細胞診から，より臨床に即した穿刺吸引細胞診の新たな分類案を提案し，その診断率を示した．
8) 日本頭頸部癌学会：全国頭頸部悪性腫瘍登録 2019 年初診症例の報告書．http://www.jshnc.umin.ne.jp/pdf/HNCreport_2019.pdf

9) Tian Z, Li L, Wang L, et al：Salivary gland neoplasms in oral and maxillofacial regions：a 23-year retrospective study of 6982 cases in an eastern Chinese population. Int J Oral Maxillofac Surg, **39**(3)：235-242, 2010.

Summary 唾液腺腫瘍 6,982 例のうち 19 歳以下が 205 例(3%)であり，そのうち 67% が多形腺腫，14% が粘表皮癌であった．

10) Zamani M, Gronhoj C, Jensen JS, et al：Survival and characteristics of pediatric salivary gland cancer：A systematic review and meta-analysis. Pediatr Blood Cancer, **66**(3)：e27543, 2019.

Summary 749 例の 19 歳以下の唾液腺癌のレビューで，低悪性で低 Stage 粘表皮癌がもっとも多く，5 年 OS が 94%，5 年 DFS が 83% であった．

11) Kuriyama T, Kawata R, Higashino M, et al：Recurrent benign pleomorphic adenoma of the parotid gland：Facial nerve identification and risk factors for facial nerve paralysis at reoperation. Auris Nasus Larynx, **46**(5)：779-784, 2019.

12) Ellies M, Laskawi R：Diseases of the salivary glands in infants and adolescents. Head Face Med, **6**：1, 2010.

MB ENT, 290：16-24, 2023

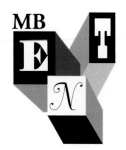

◆特集・大人と子どもの首の腫れ

良性腫瘍

安慶名信也[*1]　真栄田裕行[*2]

Abstract　「首の腫れ」は日常診療において頻繁に遭遇する症状の一つであり，耳鼻咽喉科を受診される例は多い．頸部腫脹を引き起こす疾患として炎症，嚢胞，腫瘍が挙げられる．腫脹部位もリンパ節，唾液腺，甲状腺，筋，神経などすべての領域に発生し，病理組織学的にも多彩で悪性疾患も稀ではないため，診断に戸惑うことも少なからず経験する．それぞれの疾患の特徴を理解し，必要な検査を行いながら診断を進めていくことが迅速かつ適切な治療方針決定につながると考えられる．

また，大人と子どもの首の腫れに関しては予想される鑑別診断も異なってくる．子どもでは先天性と炎症性疾患を，大人では炎症性疾患と腫瘍性疾患，特に悪性腫瘍を念頭に置きながら診察することがポイントとなってくる（表1）．診断の手順としては問診，視診，触診をまず行うが，頸部は非常に簡便に観察できる部位であるため診断につながる多くの情報が得られ，診断を絞っていくことができる．そのうえで画像検査や穿刺吸引細胞診，組織生検によって確定診断を行っていくことが重要である．

Key words　正中頸嚢胞(thyroglossal duct cyst)，側頸嚢胞(lateral cervical cyst)，ガマ腫(ranula)，ダイナミックMRI(dynamic contrast-enhanced MRI：DCE MRI)，見かけの拡散係数(apparent diffusion coefficient：ADC)

はじめに

当科において2018〜2022年における頸部良性腫瘍の手術は全手術件数3,886件中241件(6%)であった．さらに，その中で15歳以下の小児頸部良性腫瘍の手術は8件と少なかったが，すべて先天性嚢胞性疾患であった．241件のうち耳下腺良性腫瘍手術が123件(51%)と半数を占めていた(図1)．この稿では大人と子どもの首の腫れの中でも特に良性腫瘍の診療について，代表的な症例を提示しながら診断と治療に関して重要な点に絞って概説する．

小児の首の腫れ

80〜90%は良性疾患といわれており[2]，悪性疾患の頻度は低い．小児は成人に比べ頸部腫瘤もリンパ節の炎症性腫脹がもっとも多く，咽頭粘膜・扁桃の発赤や腫脹の程度，発熱などの身体所見も併せて，保存的な治療に抵抗した場合の深頸部膿瘍や川崎病などの重篤な疾患を見逃さないように注意することが重要である．炎症性疾患以外の小児特有の先天性の頸部の腫れとしては，正中頸嚢胞(甲状舌管嚢胞)や側頸嚢胞などの嚢胞性疾患の他，血管腫，リンパ管腫などを中心に，腫瘤の性状や存在部位また発症時期に注意しながら鑑別を進めなければならない(図2)．これらの疾患は性状と存在部位でかなり診断を絞ることができる．嚢胞性で顎下部または前頸部にあれば正中頸嚢胞，ガマ腫，類皮嚢胞が疑われる．嚢胞性で側頸部や後頸部であればリンパ管腫が疑われる．ま

*1　Agena Shinya，〒 903-0215　沖縄県中頭郡西原町字上原207　琉球大学医学部耳鼻咽喉科，講師
*2　Maeda Hiroyuki，同，准教授

表 1. 世代，年齢別，疾患と発生頻度順位

	15 歳以下	16 歳～40 歳未満	40 歳以上
1	炎症性	炎症性	腫瘍
2	先天性/発育異常	先天性/発育異常	炎症性
3	腫瘍	腫瘍	先天性/発育異常
4	外傷性	外傷性	外傷性

（文献 1 より引用）

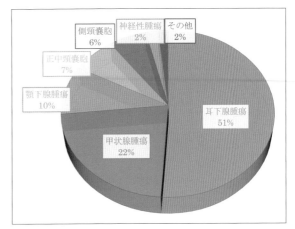

図 1. 2018～2022 年において琉球大学病院
耳鼻咽喉・頭頸部外科にて手術を施行し
た頸部良性腫瘍 241 例の内訳

た，穿刺液の性状が漿液性であればリンパ管腫，粘稠であればガマ腫，米ぬか状であれば類皮嚢胞を疑う．発症時期に関しても出生時や新生児期の頸部腫瘤は良性で嚢胞性であることが多いとされている[3]．血管奇形は出生時より存在し幼児期から成長するにしたがって増大していくが，苺状血管腫などのもっとも典型的な血管腫は出生後に出現し，生後半年～1 年で急速に増大し 5 歳頃までには退縮するという特徴がある[4]．また，悪性腫瘍の頻度は低いが，横紋筋肉腫などの肉腫系，悪性リンパ腫や白血病などの血液系悪性腫瘍，甲状腺癌なども鑑別として常に念頭に置く必要がある．

日常診療では小児の頸部腫脹というと初診で耳鼻咽喉科を受診するより，多くは小児科を受診したのち耳鼻咽喉科を紹介される．よって，必要な採血検査や画像評価が施行されており，炎症性疾患は除外され，ある程度診断が絞られていることが多

い．悪性リンパ腫などの除外精査や正中頸嚢胞や側頸嚢胞の手術依頼で紹介される印象である．乳幼児の場合は本人からの詳細な問診ができないことが多いので，保護者など家族から気づいた時期や大きさの変化，発熱の有無，痛みを訴えるかなどを聴取することが診断に重要である．さらに視診・触診において，ある程度診断を絞りこみ，必要に応じ頸部エコー検査など侵襲の少ない画像検査，採血などから順次施行していき，悪性を疑う

良性腫瘍

前頸部
囊胞性/先天性
　正中頸嚢胞
　類皮嚢胞
　奇形腫
囊胞性/その他
　ガマ腫

充実性（腫瘍性）
　甲状腺腫瘍

顎下部
囊胞性/先天性
　リンパ管腫（リンパ管奇形）
　側頸嚢胞
囊胞性/その他
　ガマ腫

充実性（腫瘍性）
　顎下腺腫瘍

耳下部
囊胞性/先天性
　第一鰓性嚢胞・瘻孔
　リンパ管腫（リンパ管奇形）

充実性（腫瘍性）
　耳下腺腫瘍

側頸部
囊胞性/先天性
　側頸嚢胞
　リンパ管腫（リンパ管奇形）
　血管奇形
　梨状窩瘻

充実性（腫瘍性）
　血管性腫瘍（頸動脈小体腫瘍，血管腫）
　神経原性腫瘍（神経鞘腫，神経線維腫）
　頸部副耳
　石灰化上皮腫

後頸部
囊胞性/先天性
　リンパ管腫（リンパ管奇形）

充実性（腫瘍性）
　血管腫
　脂肪腫
　石灰化上皮腫

図 2.
頸部の各部位に発生する
良性腫瘍

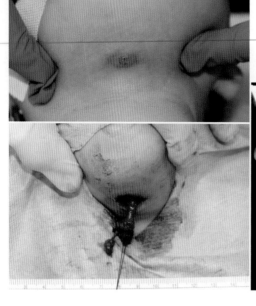
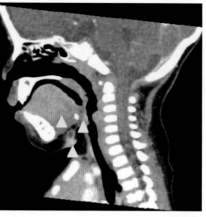

図 3.
症例：正中頸嚢胞（1 歳，男児）
　a：前頸部の発赤腫脹
　b：舌骨下方へ付着した嚢胞を結紮切除
　c：頸部造影 C T（矢状断）で前頸部に嚢胞性病変（矢尻）を認める

場合や確定診断が必須の場合には，穿刺吸引細胞診，開放生検も施行する．子どもの場合，侵襲的な検査を行う場合は鎮静が必要になってくる．その場合は小児科と相談しながら進めていく必要がある．<u>なるべく必要最低限の検査や治療を行うことで小児への負担を軽減するように努める必要がある．小児では特に炎症性疾患と先天性腫瘤を念頭に置きながら診察することが一つのポイントと</u>なる．この稿では良性腫瘍の中でも先天性疾患において代表的な疾患をピックアップして概説する．

＜先天性疾患＞

1．正中頸嚢胞

正中頸嚢胞（甲状舌管嚢胞）は先天性疾患のうち最多で約 70％を占める[5]．典型的には上頸部の正中に腫瘤を自覚する．甲状腺原基が胎生 4 週末頃に舌盲孔から舌，口腔底の筋肉を貫いて，舌骨，喉頭の前方を下降し最終的に甲状腺の位置に至るが，その経路に甲状舌管が残り正中頸嚢胞となる．下降が不十分である場合は異所性甲状腺となる．甲状舌管は通常は胎生 7〜10 週で完全に退縮するが，半数では甲状腺上方に錐体葉として残存する．残存した部分のどの位置にも甲状舌管嚢胞が発生する可能性がある[6]．舌骨下レベルの甲状舌骨間膜上に 25〜65％と多く存在する．CT では境界明瞭な被膜の薄い嚢胞性病変として認めら

れ，ときに多房性を示す．MRI では T2 強調画像で高信号，T1 強調画像で低信号である．内部に充実部分をみた場合は異所性甲状腺組織または悪性腫瘍の合併を疑う．悪性腫瘍の合併は約 1％程度といわれており，乳頭癌がもっとも多いとされている．治療は手術にて嚢胞壁だけでなく甲状舌管組織とともに舌骨体部の一部，舌盲孔周囲の一部の筋組織を一塊にして切除する[7]．

症例提示：1 歳，男児（図 3）

【**主　訴**】　前頸部の腫脹と排膿

【**現病歴と治療経過**】　生後 4 か月頃から前頸部の腫脹を自覚し近医受診．画像評価したところ 1 cm 未満の嚢胞を指摘された．その後，発熱と同部位からの排膿を繰り返し，抗菌薬治療ではコントロールがつかなかったため当科紹介受診となった．画像上同部位に舌骨下方へのびる嚢胞性病変を認めたため正中頸嚢胞への感染と診断し手術を行った．嚢胞は舌骨体部へ付着していた．小児であったため Sistrunk 法に準じた舌骨体部を含めた切除ではなく，舌骨は温存し付着部を結紮切離するとともに焼灼した．術後永久病理検査でも正中頸嚢胞に矛盾しない所見であり，その後の再発は認めていない．

2．側頸嚢胞

側頸部に生じる嚢胞性病変で先天性腫瘤の約

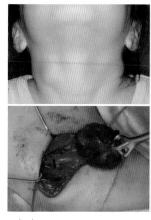
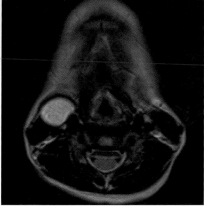
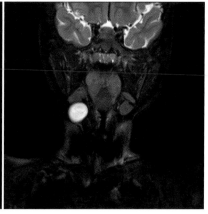

a | c | d
b |

図 4. 症例：側頸嚢胞（6 歳，女児）

a：右頸部腫脹
b：胸鎖乳突筋内腹側に腫瘍は存在し周囲との癒着はなし
c：MRI T2 強調画像（水平断）
d：MRI T2 強調画像（冠状断）

20％を占める[8]．発症は 10～40 歳台が多く，内部貯留液の増加で発見される．性差はなく，右側が多いとされている．典型的には下顎下方に無痛性嚢胞性腫瘤を認める．扁桃窩から舌骨レベルに至る第二鰓器官のどの部位にも生じ得る．Bailey の分類では発生部位により 4 つに分類され胸鎖乳突筋前縁に沿って頸動脈鞘に隣接する II 型がもっとも多いとされる[9]．画像上は単房性嚢胞性腫瘤として認められ，被膜は軽度の造影効果を認める．治療としては摘出術であるが，手術に際し舌下神経，迷走神経，副神経などに注意する必要がある．また，瘻管が残存している場合は再発の可能性があることも留意する．また嚢胞性リンパ節転移をきたす疾患として甲状腺乳頭癌や，HPV 陽性中咽頭癌の頸部リンパ節転移などがあり，頸部超音波検査での甲状腺評価や喉頭内視鏡検査で咽喉頭を注意深く評価することが重要である．必要時は穿刺吸引細胞診に加えて穿刺液のサイログロブリン測定なども考慮すべきである．

症例提示：6 歳，女児（図 4）

【主　訴】　右頸部の腫脹

【現病歴と治療経過】　4 歳頃より右側頸部の腫脹を自覚し徐々に増大したため近医受診．画像評価したところ，MRI にて胸鎖乳突筋内腹側，頸動脈間隙の外側，顎下腺の後背側に存在する T1 強調画像で低信号，T2 強調画像で高信号を呈し周

囲境界明瞭な単房性嚢胞性病変であり，側頸嚢胞と診断し手術を施行した．術後病理も側頸嚢胞に矛盾しない所見であった．

3．ガマ腫

ガマ腫（ranula）は 10～20 歳台の若年者に好発する疾患である[10]．舌下腺導管が何らかの原因で閉塞し，舌下腺から唾液分泌液が周囲へ漏出することで貯留嚢胞が発生すると考えられている．組織学的に嚢胞壁は線維組織や肉芽組織からなる上皮細胞を欠く偽嚢胞である[11]．貯留嚢腫ができる部位により，舌下型ガマ腫と顎下型ガマ腫に分けられる．通常 MRI 検査では T2 強調像で高信号となる．顎下型ガマ腫と嚢胞状リンパ管腫は類似している．鑑別には MRI での嚢胞の位置と形態が特徴的とされる．ガマ腫は嚢胞の一部が舌下腺に接していることから漏出した唾液が周囲組織間隙に侵入するため不規則な形状を呈することが多い[12]．また，MRI 検査だけで鑑別困難な場合は試験穿刺による内容液の粘性の確認や穿刺液内のアミラーゼの確認が有用である．根治的な治療として原因となっている舌下腺の全摘術または OK-432 を注入する硬化療法が選択される．

4．類皮嚢胞

類皮嚢胞は，広義として嚢胞壁内面が重層扁平上皮に覆われた嚢胞とされ，胎生期の外胚葉組織の迷入により発生する先天性の疾患である．病理

組織学的には，① 類表皮嚢胞(epidermoid cyst)：皮脂腺，汗腺，毛包，毛髪などの皮膚付属器を全く有さないもの，② 類皮嚢胞(dermoid cyst)：皮膚付属器を有するもの，③ 奇形腫様嚢胞(teratoid cyst)：皮膚付属器(外胚葉)，結合組織(中胚葉)，呼吸器・消化器組織(内胚葉)などの三胚葉成分から構成されるものの3つに分類されている[13]．頭頸部においては，胎生期に第一鰓弓および第二鰓弓の癒合線上に遺残した外胚葉組織が迷入することで発生するといわれており，Newらの報告によると頭頸部での発生率は全体の6.9%であり，眼窩周囲(50%)，舌下部およびオトガイ下部(23%)の正中線上に発生することが多く，嚢胞性腫瘍を呈する[14]．類皮嚢胞のほとんどは10〜20歳台の若年者で発生し，扁平上皮による被膜の内部はチーズ様でケラチン内容物を含んでいる．CTでは境界明瞭な被膜に覆われた単房性腫瘍を認める．MRIではT2強調像で高信号を呈する．治療は外科的な切除である．摘出時に被膜を損傷すると再発のリスクが高くなるので注意を要する．

5．リンパ管奇形(リンパ管腫)

リンパ管奇形は従来リンパ管腫と呼ばれていたが，(国際血管腫・血管奇形学会)ISSVA分類で脈管奇形の一部，リンパ管奇形と分類され，2013年に作成された血管腫・血管奇形ガイドラインでもリンパ管奇形という名称が用いられている[15]．無症候性で境界不明瞭な腫瘍として柔らかい波動を触れる．胎生期の未熟リンパ組織がリンパ管に接合できずに孤立して嚢胞状に拡張した病変と考えられており，海綿状型と嚢胞型に分類される[16]．

頭頸部が発生部位としては多く，穿刺液は淡黄色透明で漿液性，内出血時は血性である．感染を機に発熱疼痛をきたし増大し気道確保や呼吸管理が必要になることもある．治療は手術または硬化療法が適応となるが，完全切除が困難であり，周囲神経損傷や遺残による再燃のリスクを伴うため，OK-432などでの硬化療法が第一選択され有効であるが，海綿状型には効果が限定的とされている．近年リンパ管腫に関して漢方治療として越婢加朮湯®が有効であるとの報告が散見される[17]．当科でも越婢加朮湯®を使用し腫瘤が消失した症例を経験したので報告する．

症例提示：8歳，男児(図5)

【主　訴】　右頸部腫脹

【現病歴と治療経過】　右頸部に有痛性の腫脹が出現し近医受診．抗菌薬内服にて痛みは改善したが腫脹は改善なく当科紹介となった．頸部超音波検査では右下内深頸部領域に辺縁整の腫瘤を認め内部は薄い隔壁で多房性，血流もなく低エコーの所見であった．穿刺吸引を施行したところ血性漿液性で，小型リンパ球を多数認めた．一部を血液検査として提出したところリンパ球が64%と多い結果であった．追加のMRI検査にてT2強調画像で高信号を呈し，リンパ管腫と診断した．越婢加朮湯®を0.1 g/kg/日で開始したところ，6か月服用した時点で消失したため，内服治療終了し経過観察したが再発は認めなかった．

大人の首の腫れ

リンパ節炎などの炎症性の腫れが頻度としては高く，また扁桃炎や齲歯などを契機として喉頭浮腫や深頸部膿瘍などの気管切開や切開排膿など緊急対応を要する状態になる場合も少なくなく，高齢者や透析症例，糖尿病症例など感染性リスクの高い症例に関しては注意深く診察し経過観察する必要がある．40歳以上になってくると，大人の首の腫れは癌のリンパ節転移など悪性の可能性を常に念頭に置く必要がある．岸本の報告によると甲状腺，唾液腺腫瘍を除いた大人の頸部腫瘍の6割が悪性腫瘍であることと，さらにその6割以上が頭頸部原発悪性腫瘍からのリンパ節転移であったとしている[18]．このように転移性リンパ節の場合は，頭頸部領域からの転移である可能性が高いため，口腔内や鼻咽喉頭の十分な視診・触診が重要である．口腔内は義歯などがあれば取り外して，くまなく観察し，舌は必ず触診し腫瘍が触れないか慎重に探索する．また鼻腔，上咽頭，中咽頭，下咽頭，喉頭に関してはファイバーを使用するこ

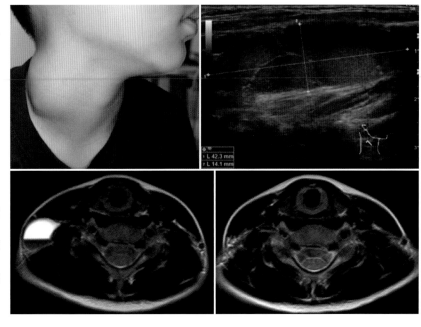

図 5.
症例：リンパ管奇形（8 歳，男児）
a：右後頸部腫脹
b：頸部超音波画像：辺縁整で血流のない低エコーで内部隔壁のある多房性腫瘍
c：MRI T2 強調画像（治療前）
d：MRI T2 強調画像（治療後）

とが望ましい．さらに NBI（狭帯域光観察：narrow band imaging）を使用することでより詳細な病変も発見することが可能となり早期の粘膜病変の発見につながる．また，頸部に転移性リンパ節がある場合には，上部消化管評価も非常に重要な評価項目である．消化管内視鏡医と綿密に連携をとり上部消化管ファイバーを施行してもらうことが重要である．さらには CT，MRI などの画像検査はもちろんであるが，悪性を疑えば PET-CT などを用いた慎重な精査が重要である．このように大人では炎症性疾患と腫瘍性疾患を念頭に置きながら診察することがポイントとなる（表 1，図 2）．良性の腫瘍性病変は，小児に頻度の高い先天性のものに加え，炎症性疾患としては頸部結核性リンパ節炎や，腫瘍性疾患であれば大唾液腺腫瘍，甲状腺腫瘍，脂肪腫，神経鞘腫など非常に多彩である．また，稀ではあるが慢性のリンパ増殖性疾患として木村病，サルコイドーシスなど，さらには最近では IgG4 関連疾患やメトトレキサート関連リンパ増殖性疾患など，既往症，薬剤使用歴などにも注意を払わなければならない．診断の手順としては，十分な問診，基本的な視診・触診にてある程度診断を絞ることができる．必要に応じ頸部エコー検査など侵襲の少ない画像検査，採血などから順次施行していき，悪性を疑う場合や確定診断が必須の場合には，穿刺吸引細胞診，生

検も遅滞なく施行する．ここでは良性腫瘍として大唾液腺腫瘍と神経鞘腫に関して症例を提示し概説する．

＜腫瘍性病変＞

1．唾液腺腫瘍

　唾液腺には大唾液腺（耳下腺，顎下腺，舌下腺）と小唾液腺があり，それぞれより唾液腺腫瘍が発生する．病理組織も多彩であるが，唾液腺腫瘍の多くは良性腫瘍であり，その中でも組織型は多形腺腫とワルチン腫瘍が約 85％を占める[19]．当科でも唾液腺良性腫瘍の約 82％は多形腺腫とワルチン腫瘍であった．疫学的に多形腺腫はやや女性に多いのに対して，ワルチン腫瘍は男性に多いとされている．また，多形腺腫は若年から高齢者まで様々であるが，多形腺腫は高齢者に多いのが特徴である．触診上では多形腺腫は弾性硬に対してワルチン腫瘍は柔らかいのが特徴でもある．また，多形腺腫に関して両側発生は稀であるのに対してワルチン腫瘍は約 20％で両側発生するといわれている．耳下腺腫瘍は組織型により手術適応や治療方針が異なるため術前診断が非常に重要である．細胞診によって河田は多形腺腫の 85％，ワルチン腫瘍の 70％が術前診断可能であったとしている[19]．当科でも細胞診である程度診断がつく場合もあるが，不適正や偽陰性となる場合も少なくなく，可能な限り術中迅速病理に提出し評価して

表 2. 当科における唾液腺腫瘍の代表的な 3 症例

【症例提示】	年齢	性別	細胞診	ADC ($\times 10^{-3}$mm²/sec)	TSI-curve	術前診断	最終診断
症例①	57 歳	女性	Benign	2.143	Type A	多形腺腫	多形腺腫
症例②	60 歳	男性	ワルチン腫瘍	1.414	Type B	ワルチン腫瘍	ワルチン腫瘍
症例③	65 歳	男性	Malignant	0.98	Type C	耳下腺癌	導管癌

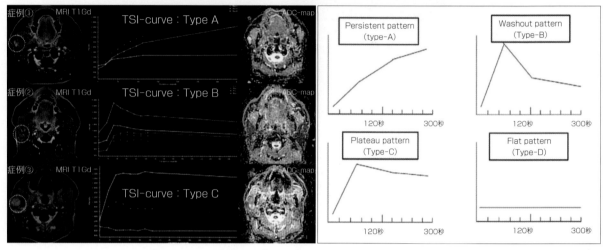

図 6. 表 2 の症例と TSI-curve　　　　　　　　　　　　　　a｜b

各症例とも典型的な TSI-curve[19]を呈し，さらに拡散係数も耳下腺腫瘍の良悪を事前に鑑別し得る結果であった

いる．当科では唾液腺腫瘍に対して頸部エコー検査とエコーガイド下の穿刺吸引細胞診，さらに術前診断の精度を上げるために，静脈内造影剤注入後の局所の造影効果の時間的変化を画像化することにより病変の質的診断を行うダイナミックMRI 検査を施行し，apparent diffusion coefficient（ADC）値による評価を加えることで，より精度の高い術前診断を目指している．dynamic study においては Yabuuchi らの報告に基づき time-signal intensity curve（TSI-curve）を作成し Type A～D の 4 つに分類されており（図 6-b），玉江らの報告では Type A が多形腺腫，Type B がワルチン腫瘍，Type C が多形腺腫または悪性腫瘍が多かったとしている[20]．ADC に関しては報告においてカットオフ値が異なるが，Yabuuchi らの報告では拡散係数が 1.4×10^{-3}mm²/sec より低値の場合には悪性が示唆されるとしている[21]．

当科での代表的な 3 症例を提示する（表 2，図 6）．いずれの症例も術前より診断を予想し手術を行うことができた．

2．神経原性腫瘍

頭頸部領域に発生する神経原性腫瘍の多くは無痛性の頸部腫瘤を主症状とする．神経原性腫瘍は頭頸部領域に全体の 25～45％が発生するといわれている[22)23)]．起源となる神経が迷走神経や腕神経叢などの運動神経である場合や迷走神経や交感神経幹などの自律神経系の場合に手術により神経脱落症状をきたすことがあり，特に良性腫瘍が疑われる場合は治療選択に迷うことがある．神経線維に由来するものと神経節に由来するものとあるが神経鞘腫や神経線維腫は前者である．診断にはいつから頸部の腫れを自覚しているのか，急性増大，疼痛，神経脱落症状などの有無など詳細な問診や触診，穿刺吸引細胞診，特に画像検査としてMRI が有用である．T1 強調画像で低～等信号，T 強調画像では高信号で内部が強く造影される[24)]．舌骨上の副咽頭間隙では内頸動脈や内頸静脈が前方や外側に偏位していれば交感神経や迷走神経由来を疑い，逆に内頸動脈が内側に偏位していれば舌下神経や舌咽神経由来を疑う[25)]．神経鞘腫は Schwann 細胞から発生し，頸部神経鞘腫の

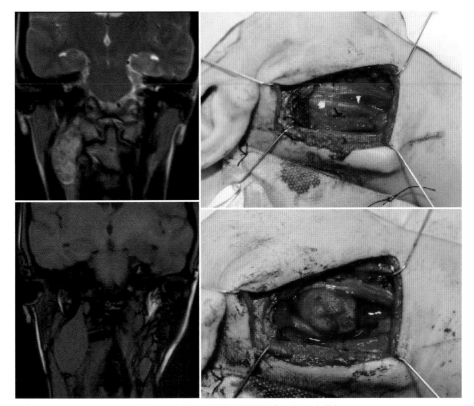

図 7. 症例：神経原性腫瘍（18 歳，女性）

a／c
b／d

　a：MRI T2 強調画像（冠状断）
　b：MRI T1 強調画像（冠状断）
　c：腫瘍は背側から内外頸動脈を持ち上げるように存在し交感神経由来
　　であることを確認（矢印：腫瘍，矢尻：迷走神経）
　d：NBI を使用して腫瘍被膜を同定し被膜間摘出を施行した

由来神経は迷走神経，腕神経，頸神経，交感神経の順に多いとされている[26]．MRI の冠状断で神経線維に沿った紡錘状の形態を示す．治療は基本的には機能温存を重視した被膜間摘出術を行う．橋本は被膜間摘出術の有用性を報告している[27]．また，嶋根らは腫瘍を周囲組織から剝離し明視下におき，NBI を使用することで神経線維が明瞭に描出され神経上膜上の切開部位の決定や腫瘍被膜の確認に有効であったとしている[28]．当科でも神経脱落症状を少しでも減少させるために NBI を使用し，腫瘍被膜を同定しながら被膜間摘出を行うようにしている．

症例提示：18 歳，女性（図 7）

【主　訴】　右頸部腫脹

【現病歴と治療経過】　半年前からの右頸部の腫脹を自覚．増大傾向とのことで近医受診され，CT 画像上神経鞘腫疑いにて当科紹介になった．痛み

や神経脱落症状はない．画像評価では交感神経鞘腫または迷走神経鞘腫を疑い手術を行った．腫瘍は背側から総頸動脈，内外頸動脈を持ち上げるように存在し交感神経由来であった．NBI を用いて腫瘍被膜を同定し被膜間摘出を行った．術後わずかであるが患側の眼瞼下垂を認めており経過フォロー中である．

まとめ

　子どもの首の腫れは先天性の正中頸嚢胞や側頸嚢胞，ガマ腫といった良性腫瘍や反応性リンパ節腫脹などの炎症性疾患を，大人の首の腫れは炎症性疾患に加えて腫瘍性疾患では特に悪性疾患を見逃さないように診察することが重要なポイントである．また，良性腫瘍の治療に関しては合併症を起こさないように愛護的に手術を施行するのはもちろんのことであるが，耳下腺腫瘍や神経原性腫

瘍の場合は特に術後の神経脱落症状など十分なインフォームド・コンセントを行ったうえで治療を検討する必要がある.

文　献

1) 松浦一登：頸部腫瘤の診察と診断法. 日耳鼻会報, **115**(6)：642-645, 2012.

2) Park YW：Evaluation of neck masses in children. Am Fam Physician, **51**：1904-1912, 1995.

3) Jeremy DM：Evaluation and management of neck masses in children. Am Fam Physician, **89**(5)：353-358, 2014.

4) 大須賀慶悟：ISSVA 分類に基づく頭頸部血管奇形の診療の実際. 頭頸部癌, **34**(3)：393-397, 2008.

5) Mondin V：Thyroglossal duct cyst：personal experience and literature review. Auris Nasus Larynx, **35**(1)：11-25, 2008.

6) Forest VI, Murali R, Clark JR：Thyroglossal duct cyst carcinoma：case series. J Otolaryngol Head Neck Surg, **40**：151-156, 2011.

7) 高橋英里：頸嚢胞と頸瘻. JOHNS, **34**(12)：1703-1707, 2018.

8) Ashok A, Mankad K, Offiah C, et al：Branchial cleft anomalies：a pictorial review of embryological development and spectrum of imaging findings. Insights Imaging, **7**(1)：69-76, 2016.

9) Bailey H：The clinical aspects of branchial cysts. Br J Surg, **10**：565-572, 1923.

10) 鈴木貴博, 日高浩史：ガマ腫・唾石症. MB ENT, **218**：120-125, 2018.

11) De Visscher JG：The plunging ranula. Pathogenesis, diagnosis and management. J Craniomaxillofac Surg, **17**：182-185, 1989.

12) 太田伸男, 深瀬　滋：ガマ腫・口唇嚢胞. 耳鼻頭頸, **86**：1092-1095, 2014.
Summary ガマ腫とリンパ管腫の鑑別は, 診察や画像診断では困難なことが多く, 試験穿刺による内容液の確認が決め手となる.

13) Meyer I：Dermoid cyst (Dermoids) of the floor of the mouth. Oral Surg, **8**：1149-1164, 1955.

14) New GB, Erich JB：Dermoid cysts of the head and neck. Surg Gynec Obstet, **65**：48-55, 1937.

15) 藤野明浩, 秋田定伯：リンパ管奇形（リンパ管腫）. 平成 26〜28 年度厚生労働科学研究費補助金難治性疾患等政策研究事業（難治性疾患政策研究事業）「難治性血管腫・血管奇形・リンパ管腫・リンパ管腫症および関連疾患についての調査研究」班：157-160, 血管腫・血管奇形・リンパ管奇形ガイドライン 2017（第 2 版）. 2017.

16) 公益財団法人日本医療機能開発機構　難治性疾患政策研究事業（編）：血管腫・血管奇形・リンパ管奇形診療ガイドライン 2017.

17) 佐藤英章：囊胞状リンパ管腫（リンパ管奇形）に対する越婢加朮湯の使用経験. 日小外会誌, **52**(7)：1290-1294, 2016.
Summary 越婢加朮湯は囊胞状リンパ管腫に対して縮小あるいは消失の効果が得られ, 有効な治療法であると考えられる.

18) 岸本誠司：頭頸部腫瘤とその臨床像. JOHNS, **24**(4)：563-567, 2008.

19) 河田　了：唾液腺腫瘍. JOHNS, **34**(12)：1719-1723, 2018.

20) 玉江明裕, 角南俊也, 野田哲平ほか：耳下腺手術症例における dynamic study および ADC 値を活用した造影 MRI による術前画像診断と穿刺吸引細胞診の比較と相乗効果の検討. 日耳鼻会報, **121**：1063-1070, 2018.

21) Yabuuchi H, Matsuo Y, Kamitani T, et al：Parotid gland tumors：can addition of diffusion-weighted MR imaging to dynamic contrarast-enhanced MR imaging improve diagnostic accuracy in characterization? Radiology, **249**：909-916, 2008.

22) Conley JJ：Neurogenic tumors in the neck. Arch otolaryngol, **61**：167-180, 1955.

23) Das Gupta TK, Brasfield RD, Strong EW, et al：Benign solitary schwannomas (neurilennomas). Cancer, **24**：355-366, 1969.

24) 高木伸夫, 福島龍之, 村上匡孝：頭頸部神経鞘腫症例の臨床検討. 耳鼻臨床, **94**：1111-1116, 2001.

25) 加藤孝邦：神経原性腫瘍の画像診断. JOHNS, **20**：459-552, 2004.

26) 平出文久, 西澤伸志：神経系頸部腫瘍. 野村恭也, 本庄　巌（編）：122-133, 耳鼻咽喉科・頭頸部外科 MOOK NO. 2　顔面・頸部腫瘍. 金原出版, 1986.

27) 橋本　省：神経鞘腫　頸部神経鞘腫の被膜間摘出による機能温存. JOHNS, **20**：591-593, 2004.

28) 嶋根俊和, 池田賢一郎：Narrow Band Imaging を応用した頸部神経鞘腫摘出術. 頭頸部外科, **27**(2)：211-215, 2017.
Summary NBI は線維組織が明瞭に描出され神経上膜上の切開部位の決定, 腫瘍被膜の同定に有効である.

MB ENT, 290：25-32, 2023

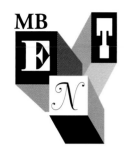

◆特集・大人と子どもの首の腫れ

悪性腫瘍

各務雅基[*1]　花井信広[*2]

Abstract　成人における頸部の悪性腫瘍は主に頭頸部癌の頸部リンパ節転移である．一方で，小児における頭頸部癌症例は極めて少ない．頭頸部癌において小児によくみられるのは大唾液腺癌，特に耳下腺癌である．一般的に小児の頭頸部領域においてもっとも多くみられる悪性腫瘍は悪性リンパ腫で，次いで軟部組織由来の腫瘍である横紋筋肉腫である．本稿では頸部腫脹に対する診断と鑑別疾患，また小児にみられる頭頸部領域の悪性腫瘍のうち耳下腺癌と横紋筋肉腫について，成人と小児の比較を交えながら概説する．

Key words　頸部腫脹(cervical swelling)，頸部リンパ節転移(cervical node metastasis)，耳下腺癌(parotid gland cancer)，FNAC，CNB，横紋筋肉腫(rhabdomyosarcoma)

はじめに

　成人における頸部の悪性腫瘍は主に頭頸部癌の頸部リンパ節転移であり，頭頸部癌が頸部のリンパ節以外の頭頸部臓器に転移すること，また頭頸部癌以外のがんが頸部リンパ節に転移することは稀である．頭頸部癌の頸部リンパ節転移の割合は原発巣によって異なるが，進行がんでは一般的である．日本頭頸部癌学会による 2019 年の統計では，頭頸部癌の総数は 13,658 例であり，内訳としては口腔癌が 3,990 例(29.2%)ともっとも多く，次いで下咽頭癌，喉頭癌，中咽頭癌，大唾液腺癌，鼻・副鼻腔癌，上顎洞癌，上咽頭癌の順であった．また，リンパ節転移ありと診断された症例は 5,287 例と頭頸部癌全体の 38.7% であった．原発巣別のリンパ節転移を有する割合では p16 陽性中咽頭癌が 81.7% ともっとも高く，次いで上咽頭癌(79.7%)，下咽頭癌(53.0%)，p16 陰性中咽頭癌(52.0%)，大唾液腺癌(28.9%)，口腔癌(27.7%)の順であった[1]．

　一方で，小児における頭頸部癌症例は極めて少なく，13,658 例中 20 歳未満の症例は 34 例であった．原発巣別にみる内訳は口腔癌が 12 例，大唾液腺癌が 9 例，鼻・副鼻腔癌が 4 例，上咽頭癌が 3 例，下咽頭癌と喉頭癌が各 2 例，中咽頭癌と上顎洞癌が各 1 例であった[1]．一般的に小児の悪性腫瘍は白血病や悪性リンパ腫など血液由来の腫瘍や神経由来の腫瘍，肉腫など非上皮性腫瘍が多く，頭頸部領域においてもっとも多くみられるのが悪性リンパ腫で，次いで軟部組織由来の腫瘍である横紋筋肉腫，線維肉腫，平滑筋肉腫である．頭頸部領域に軟部組織由来の腫瘍が発症する確率は統計学的にみても決して稀ではなく，横紋筋肉腫では 40% が頭頸部領域に発症している[2]．2019 年の 34 例もすべて頸部転移を有しているとは限らず，小児の頸部腫脹においては様々な可能性を考慮する必要がある．

　本稿では頸部腫脹に対する診断と鑑別疾患，また小児にみられる頭頸部領域の悪性腫瘍のうち耳下腺癌と横紋筋肉腫について，成人と小児の比較を交えながら概説する．

*1 Kakumu Masaki，〒 464-8681　愛知県名古屋市千種区鹿子殿 1-1　愛知県がんセンター頭頸部外科
*2 Hanai Nobuhiro，同科，部長／兼副院長

頸部腫脹

頸部腫脹は小児，成人ともに診察する機会の多い病態である．その原因は炎症性，先天性，腫瘍性に大きく分けられ鑑別疾患は多岐にわたる．頸部リンパ節転移の場合，診断には問診および視診・触診を行い，超音波検査，造影 CT 検査，MRI 検査，骨シンチ検査，PET-CT 検査などにより総合的に判断する[3]．診断の流れと一部良性疾患の鑑別について概説する．

1．問　診

問診でのポイントは頸部腫脹の発生時期，腫脹の経過（増大が急激か緩徐か，増大と縮小の繰り返しか），疼痛の有無，発熱の有無である．成人であれば，悪性腫瘍の病歴や喫煙・飲酒といった生活歴も確認しておく．

小児では出生時から存在する，あるいは新生児期に発見された頸部腫脹は通常良性の先天性疾患である．幼児期以降で発生し，急速に増大する頸部腫脹は炎症性疾患であることが多いが，長期間持続する場合や抗菌薬治療に反応せず増大する場合は，悪性腫瘍を含めた腫瘍性疾患を疑い画像検査を考慮すべきである．また，小児の頸部悪性腫瘍の場合は無症状で痛みを伴わないことがあるため，疼痛や発熱がない場合も悪性腫瘍を疑い画像検査を考慮する．

2．視診／触診

腫脹部位を観察し，皮膚の張りや発赤の有無を確認する．触診では腫脹部位の圧痛の有無や硬さ，表面の性状を確認し，また皮膚や筋，血管など周囲組織との関係を確認しながら可動性の程度を評価する．表面不整な所見を呈する場合は悪性腫瘍を疑い，またリンパ節腫脹で弾性硬，1 cm 以上，無痛性，周囲組織との癒着がある場合は悪性腫瘍の転移を疑う．

頸部リンパ節転移の部位は原発巣を検索する手がかりにもなる．頸部の転移部位ではレベル分類が用いられており，レベルⅡ〜Ⅳ領域はほぼすべての頭頸部癌が転移をきたす可能性のある部位で

ある．レベルⅠ領域では鼻・副鼻腔癌，口腔癌，顎下腺癌・舌下腺癌，レベルⅤ領域では耳下腺癌，下咽頭癌，甲状腺癌，上咽頭癌による転移の可能性がある．一般的にはリンパ節転移は原発巣の側に起こるが，上咽頭癌や口腔癌など正中近くで発生した場合，両側の頸部に転移することがある．レベルⅣ領域の左鎖骨上，静脈角付近のリンパ節（Virchow リンパ節）には頭頸部癌だけでなく，消化器癌など様々な部位からの悪性腫瘍が転移することがあり，病歴聴取と併せて重要なポイントである．

小児の場合も腫脹部位は診断の手がかりとなり，正中であれば正中頸嚢胞，側頸部であれば側頸嚢胞やリンパ管腫などの良性疾患も鑑別に挙がる．触診では成人と同じく弾性硬，表面不整，周囲組織との癒着が悪性腫瘍の転移を疑う所見である．また，悪性腫瘍の転移を疑った場合，口腔内，鼻・副鼻腔，上から下咽頭，喉頭まで観察し原発巣を検索することが重要であるのは，成人も小児もかわりない．

3．超音波検査

視触診で頸部リンパ節転移を疑った場合，まず施行するべき検査は超音波検査（以下，US）および US ガイド下穿刺吸引細胞診（FNAC）である[4]．US は侵襲のない検査で簡便に施行でき，触診で得られた情報を元に病変の形状や内部構造，血流分布や周囲組織との関係性を評価することができる．術前診断の正診率は 87〜92％と高く，頸部リンパ節の評価には US がもっとも優れているという報告がある[5]．また，甲状腺癌の診断には US および FNAC が第一選択であり，必要に応じて CT 検査，MRI 検査を行うべきとされている[3]．

悪性腫瘍のリンパ節転移を疑う所見として，サイズ，類球形，リンパ節門周囲の高エコー域の偏在や消失，リンパ節門から流入する血流の迂回や偏在，転移巣内部に生じる壊死（高エコー）や嚢胞化（低エコー）の混在する超音波所見が挙げられる[6]．

小児の頸部腫脹においても US は有用な検査で

ある．造影CT検査による放射線被ばくや造影剤投与，MRI検査やFNACでの鎮静・麻酔を考慮すると低侵襲で簡便に有用な所見・情報を入手できる点においてUSは第一選択となりやすい．小児も同様にサイズ，リンパ節門の偏在や消失，内部エコーの不均一はリンパ節転移を疑う所見であり，他に3cm以上や筋膜下に存在することも悪性を疑う所見である[7]．

腫瘍が巨大である，深部に存在する，石灰化などUSでの評価が不十分な場合は，造影CT検査やMRI検査などの別の画像検査が必要になる．

4．リンパ節転移の鑑別疾患

リンパ節転移は時に囊胞形成を伴うことがあり，小児では良性の囊胞性疾患との鑑別に注意する必要がある．成人における悪性腫瘍では甲状腺癌，耳下腺癌，ヒトパピローマウイルス（HPV）関連の中咽頭癌が頸部リンパ節転移で囊胞形成をきたすことがある．がん転移の場合は良性の囊胞性疾患と異なりUSで囊胞の中に充実成分を含む所見を認めることが多い．視触診を含め悪性を否定できなければFNACを行う必要もある．

成人と比較して，小児では良性の囊胞性疾患に遭遇する機会が多い．以下に小児の頸部囊胞性疾患について記載する．

1）正中頸囊胞

正中頸囊胞は小児の先天性頸部腫瘤で頻度の高い疾患の一つである．多くは頸部正中に柔らかい境界明瞭な囊胞として触知される．感染のない場合は圧痛・自発痛といった自覚症状のないことが多い．舌骨上や舌根部に発生した場合は嚥下障害や上気道狭窄が出現する可能性があり，成人の場合は疼痛，嚥下障害，発声障害といった腫瘤や感染以外の症状の頻度が高いとする報告がある．

USでは境界明瞭かつ内部均一な被膜を有する囊胞を舌骨の近辺で確認できることが多い．CT検査，MRI検査はUSで診断困難な場合や，術前診断として囊胞・瘻管と舌骨との関係や瘻管深部の状態の把握に有効である．鑑別診断に甲状舌管癌や囊胞状のリンパ節転移を含む腫瘍性疾患があ

り，画像診断で囊胞内に充実成分がある場合は細胞診で確認しておくことが重要である．根治的治療は手術であり，穿刺吸引は一時的効果のみのことが多い．OK-432による硬化療法の有効性も近年報告されている[8]．

2）側頸瘻・側頸囊胞

側頸囊胞の病因は胎生初期における頸部の鰓弓，鰓裂，鰓囊の発生の異常であり，内容物貯留による囊胞の増大化で診断される．病変は扁桃窩から胸鎖乳突筋の前縁の間に存在することが多く，画像検査では胸鎖乳突筋の前縁内側かつ頸動脈鞘の外側に位置する境界明瞭な単房性腫瘤として描出される．治療は手術による囊胞の完全摘出が原則となる．

3）頸部リンパ管腫

胎生期の未熟なリンパ組織がリンパ管に接合できず孤立して，囊胞状に拡張した病変である．囊胞状と海綿状の部分からなる多房性の病変であることが特徴である．USとMRI検査が診断に不可欠である．治療にはOK-432による硬化療法やプロプラノロール内服などの薬物療法，手術による切除摘出がある．

4）梨状陥凹瘻

第三あるいは第四鰓囊の発生異常と考えられ，ほぼ全例で左頸部に病変が存在する．瘻孔は梨状陥凹の開口部から尾側へ連なり，下咽頭収縮筋や甲状軟骨を貫いて甲状腺左葉の上極へ連続する．頸部のCT検査で囊胞あるいは膿瘍内に空気が存在する場合に強く疑い，咽頭造影や内視鏡検査で直接梨状陥凹瘻の存在が確認できれば確定診断となる．治療は手術による瘻管摘出や瘻孔の焼灼術がある．

耳下腺腫瘍・耳下腺癌

唾液腺には血管腫や多形腺腫などの良性腫瘍から，粘表皮癌などの固形癌，さらに白血病や悪性リンパ腫といった造血・リンパ系の悪性疾患まで様々な組織型の腫瘍が発生する．

小児の唾液腺腫瘍は成人に比して発生率は低

表 1. 唾液腺腫瘍の超音波診断基準（血流評価を求める）

		良性	悪性	備考
B モード	形状	円形，楕円形 分葉形，多角形	不整形	分葉形でもくびれが不規則な場合，多角形でも角が鋭角な場合は悪性を疑う
	境界	明瞭平滑	明瞭粗造，不明瞭	
	内部エコー	均質	不均質	粗大高エコー有する場合は悪性を疑う
	後方エコー	増強	減弱，消失	
カラードプラ	血流	乏しい（ワルチン腫瘍では細かい血流が豊富）	豊富（浸潤傾向の強い悪性腫瘍では腫瘍浸潤部分の辺縁から周囲にかけての血流が豊富になる）	悪性腫瘍やワルチン腫瘍でも腫瘍内部に嚢胞や壊死があると，その部分は血流はみられなくなる

（参考文献 11 より引用）

い．乳児期には血管腫やリンパ管腫が多くみられ，成長につれて頻度が低下するが10歳前後から上皮系腫瘍がみられるようになる．この上皮系腫瘍の発生頻度は低いものの成人と異なり悪性腫瘍の割合が高い．二藤らは小児・若年者耳下腺腫瘍の49％が悪性であったとしている[9]．また，河田らによれば耳下腺腫瘍症例で20歳未満の割合は1.9％（14例）であり，耳下腺癌にかぎると4.3％（7例）であったとしている．全症例での良性と悪性の比率は4.6：1であったが，小児例では2：1であり相対的に小児で悪性例が多い結果であった[8]．組織型では粘表皮癌が半数を占め，腺房細胞癌とともに高分化型で悪性度の低い腫瘍が多くみられる．成人に多い多形腺腫由来癌，腺様嚢胞癌，腺癌や導管癌は稀である．

耳下腺腫瘍の診断において，小児と成人で大きな違いはない．問診や視触診において疼痛，周囲組織との癒着，顔面神経麻痺の悪性三徴候のいずれかの所見があれば悪性腫瘍に注意する．疼痛は自発痛，圧痛含め悪性腫瘍の半数に認めるが，良性腫瘍では5％以下である．また，悪性腫瘍の約50％に可動性の制限あるいは固着を，20％程度に顔面神経麻痺があるとされ，これらの所見があれば悪性腫瘍が極めて疑わしい[10]．しかし，悪性腫瘍に必ずしも悪性三徴候の所見を認めるわけではなく，小児では自覚症状に乏しく家族が増大した腫瘤に気づく場合や，顔面神経麻痺が発症して初めて受診する場合もある．

耳下腺腫瘍を認めたら，次にUSやCT，MRIなどの画像検査，FNACを行う．MRI検査は腫瘍と顔面神経の評価，造影CT検査は頸部リンパ節，

腫瘍と血管の評価に用いる．USでは腫瘍の性状を評価する（表1）とともに[11]，腫瘍表面の正常耳下腺組織の厚さを測定して，浅葉か深葉腫瘍の鑑別を行う．尾尻は耳下腺腫瘍を，多形腺腫の典型例，ワルチン腫瘍の典型例，その他の3つに分けて考えることが実践的で理論的なアプローチであり，その他では悪性の可能性を十分に考慮すべきであるとしている．積極的に悪性を疑う所見として① 境界不明瞭な浸潤性辺縁，② 神経進展，③ リンパ節転移を挙げ，この3つの所見を伴わないものは良性腫瘍あるいは低〜中悪性度腫瘍が鑑別になり得るとしている[12]．

耳下腺癌の病期（Stage）と組織学的悪性度（grade）の正確な評価は重要である．FNACは耳鼻咽喉科医に広く利用されている検査手技で，頸部の腫瘍性病変に対し良悪性の判定や組織型の診断目的に施行される．しかし，唾液腺腫瘍におけるFNACの正診率は十分とはいえない．良・悪性の正診率においては感度80％，特異度98％とする報告があり[13]，悪性腫瘍であっても細胞診の結果が良性となる可能性がある．また，悪性度の正診率において低〜中悪性度腫瘍で25％，高悪性度腫瘍では40％という報告がある[14]．唾液腺腫瘍では① 異なる組織型でも局所的に類似する部分がある，② 腫瘍内部が多彩な組織像で構成される組織型があり，穿刺部位で採取検体の情報に偏りがある，③ 同じ組織型でも悪性度が異なる場合があり，組織型と悪性度が1対1対応でないものがあるといった特徴がある．組織型，悪性度の診断には腫瘍全体の評価が必要であることから，病変のごく一部の情報しか評価できないFNACでは正

診率に限界がある．FNACで診断できない場合は術中迅速診断や針生検（core needle biopsy）を考慮する．針生検は感度92%，特異度100%と感度がFNACより高い[13]．また，組織診断と免疫染色が可能で，術中迅速診断のような時間的制約がないという長所がある．一般的に14〜20Gの穿刺針が使用されるので，穿刺部位の疼痛，血腫形成が短所として挙げられる．顔面神経麻痺や腫瘍播種の可能性はあるが，針生検との関連を指摘した報告はない[15]．前述のとおり術中迅速診断のような時間的制約がないため，良性または低〜中悪性度腫瘍の可能性があり顔面神経の処理など手術計画に影響する場合に，針生検は診断と治療方針決定において有用な検査となり得る．

耳下腺癌の診断となった場合，手術による切除が治療の第一選択になる．切除範囲は腫瘍の悪性度に従って決定する．高悪性度では安全切除域は数cm必要と考えられ，神経と接している場合は原則として切除する．術後の放射線治療も必要である．術前検査でN0の場合でも，中〜高悪性度腫瘍では予防的頸部郭清術を施行する．低〜中悪性度では神経が腫瘍と接している場合でも極力温存を試みる．神経を温存した場合，基本的に術後照射を施行する．また，化学療法の効果に関しては確かなエビデンスはない．

小児の場合も基本的な治療方針はかわらない．また，小児では良性腫瘍のほとんどが多形腺腫であり，多形腺腫は徐々に増大すること，10年の経過で5〜10%が悪性化する危険性があることから一般に手術適応である．術前診断で良悪性の診断，組織診断がつかない場合も，考えられるのは良性腫瘍か低〜中悪性度腫瘍であることを考えると，小児の耳下腺腫瘍は原則手術を考慮するべきと考えられる．しかし，小児であることから，整容面，顔面神経の温存に配慮する一方で，長期予後のために安全域を確保した腫瘍切除を両立する必要がある．また，術後の放射線治療においても皮膚炎や粘膜炎，唾液腺障害や骨の発育障害などの晩期障害や，長期経過後の放射線誘発癌発症の

リスクがあり，適応をより慎重に考慮する必要がある．

横紋筋肉腫

横紋筋肉腫は小児ではもっとも頻度の高い軟部組織悪性腫瘍であるが，本邦での発生数は小児慢性特定疾患研究事業の登録データによれば年間65例，成人を含めて100例程度と推測され，小児がん種の中に占める割合は5〜8%の希少がんである．発生部位は全身のあらゆる部位・組織に及び，本来横紋筋の存在しない部位からも発生する．その中で傍髄膜を含む頭頸部領域は，泌尿生殖器，四肢と並び，好発部位の一つである．発症年齢は平均5歳で10歳未満に多いが，10代以降も思春期小児から若年成人，高齢者に至るまで幅広い．小児期・思春期の患者の生存率が60%を上回るのに比べ，成人の生存率は20%台と低い[16]．

診断と治療について概説する．横紋筋肉腫では治療前ステージ分類，術後グループ分類，組織型によるリスク分類を決定し層別化された治療を行う（図1）．CTやMRI，PET-CTなどの画像検査を行い腫瘍の存在部位や進展範囲，遠隔転移の有無について評価し，治療前ステージ分類（表2）を行う．確定診断は病理診断によるが，腫瘍の存在部位によっては十分量の検体を採取することが難しく診断に時間を要することもある．

小児の横紋筋肉腫は病理学的に胎児型と胞巣型および多形細胞型に大別される．胎児型は頻度が高く予後良好，胞巣型は予後不良であり，多形細胞型は稀である．また，原発部位によって予後良好・不良がある．頭頸部領域の原発部位は副鼻腔や中耳，側頭下窩などの顔面深部にあたる傍髄膜原発と，口腔や咽頭など比較的表層の頭頸部領域および眼窩原発に分かれる．傍髄膜と眼窩原発の横紋筋肉腫は他の頭頸部領域のものに比べて予後不良である．米国のIntergroup Rhabdomyosarcoma Study Groupによる多施設共同研究では予後良好因子は①原発部位が傍髄膜，眼窩を除く頭頸部など，②胎児型，③腫瘍サイズが5cm以

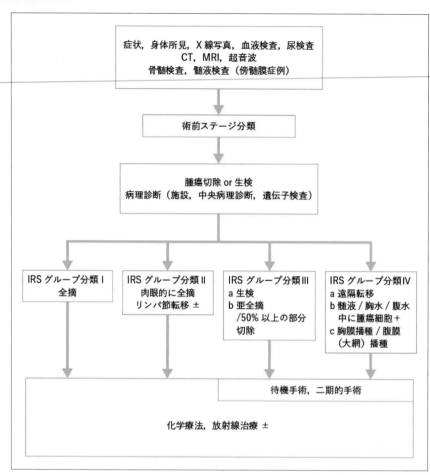

図 1. 横紋筋肉腫の診療アルゴリズム

表 2. 治療前ステージ分類（IRS-V TNM stage 分類）

stage	原発部位（sites）	T	size	N	M
1	眼窩，頭頸部（傍髄膜を除く），泌尿生殖器（膀胱，前立腺を除く），胆道	T1 or T2	a or b	N0 or N1 or NX	M0
2	膀胱・前立腺，四肢，傍髄膜，他（体幹，後腹膜，会陰・肛門周囲，腹腔内，消化管，胆道を除く肝臓）	T1 or T2	a	N0 or NX	M0
3	膀胱・前立腺，四肢，傍髄膜，他（体幹，後腹膜，会陰・肛門周囲，腹腔内，消化管，胆道を除く肝臓）	T1 or T2	a	N1	M0
			b	N1 or N0 or NX	M0
4	すべて	T1 or T2	a or b	N0 or N1	M1

1．原発腫瘍（T）　　T1：原発部位に限局
　　　　　　　　　　T2：原発部位を越えて進展または周囲組織に癒着
2．大きさ（Size）　　a：　最大径で5cm以下
　　　　　　　　　　b：　最大径で5cmを超える
3．領域リンパ節（N）　N0：リンパ節転移なし
　　　　　　　　　　N1：領域リンパ節に転移あり（画像または理学所見上）
　　　　　　　　　　NX：転移の有無は不明（特に領域リンパ節転移の評価困難な部位）
4．遠隔転移　　　　　M0：なし
　　　　　　　　　　M1：あり

（参考文献 17 より引用）

表 3. JRS-Ⅱリスク群分類

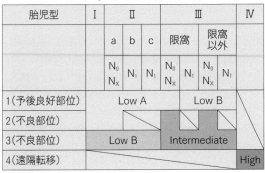

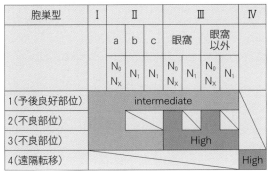

（参考文献 16 より引用）

下，④ 年齢 10 歳以下であると報告されている．ここではこれを基にした日本横紋筋肉腫研究グループによるリスク分類を示す（表 3）．

　軟部組織由来腫瘍では初期治療は化学療法，その後，残存腫瘍に対し手術療法を行い，さらに術後に追加の化学療法や放射線治療を行うのが一般的である．機能温存という観点からは軟部組織由来腫瘍の手術は他の部位と比較して条件は厳しい．

まとめ

　悪性腫瘍のリンパ節転移では診断の流れは成人と小児でかわらない．嚢胞形成するリンパ節転移では，小児の良性の嚢胞性疾患との鑑別に注意が必要である．耳下腺癌についての診断，治療方針は成人と小児で大きな違いはない．FNAC で組織型，悪性度の診断困難な場合は針生検を考慮する．

参考文献

1) Japan Society for Head and Neck Cancer, Cancer Registry Committee：Report of Head and Neck Cancer Registry of Japan Clinical Statistics of Registered Patients, 2019.

2) 森川康英：横紋筋肉腫の疫学．小児外科, **35**：8-12, 2003.

3) 日本頭頸部癌学会（編）：頭頸部癌診療ガイドライン 2022 年版．金原出版, 2022.

4) 河田　了：頭頸部癌における転移リンパ節の診断基準．耳鼻臨床, **105**：1010-1011, 2012.

5) 林　伊吹, 岡村光英, 二村吉継ほか：頭頸部扁平上皮癌転移リンパ節の診断におけるエコーと FDG-PET の有用性と問題点．頭頸部癌, **35**：400-405, 2009.

6) 古川まどか：頭頸部の頸部リンパ節転移を評価する際に，頸部超音波検査の所見のとりかたを教えてください．JOHNS, **33**(9)：1151-1158, 2017.

7) Bansal AG, Oudsema R, Masseaux JA, et al：US of Pediatric Superficial Masses of the Head and Neck. RadioGraphics, **38**(4)：1239-1263, 2018.

8) 日本小児耳鼻咽喉科学会（編）：小児耳鼻咽喉科第 2 版：359．金原出版, 2017.

9) 二藤隆春, 市村恵一, 内藤理恵ほか：20 年間に扱った小児唾液腺腫瘍症例の検討．小児耳, **19**：40-44, 1998.
　Summary　20 年間に経験した小児耳下腺腫瘍は 7 例あり，治療は術後照射に頼らず手術による完全摘出を目指す．

10) 稲中優子, 河田　了, 鈴木倫雄ほか：耳下腺腫瘍の悪性徴候の検討．耳鼻臨床, **109**：857-861, 2016.

11) 古川まどか, 古川政樹：頭頸部エコーアトラス：8-37．診断と治療社, 2016.

12) 尾尻博也：頭頸部の臨床画像診断学　改訂第 3版：741-820．南江堂, 2016.

13) Schmidt RL, Hall BJ, Wilson AR, et al：A systematic review and meta-analysis of the diagnostic accuracy of fine-needle aspiration cytology for parotid gland lesions. Am J Clin Pathol, **136**：45-49, 2011.
　Summary　唾液腺病変に対するエコー下針生検の正診率（感度，特異度）について検討したシステマティックレビュー．

14) Nishikawa S, Kawata R, Higashino M, et al：Assessing the histological type and grade of primary parotid carcinoma by fine-needle aspiration and frozen section. Auris Nasus Larynx, **42**：463-468, 2015.

15) Douville NJ, Bradford CR：Comparison of

ultrasound-guided core biopsy versus fine-needle aspiration biopsy in the evaluation of salivary gland lesions. Head Neck, **35**(11)：1657-1661, 2013.

16) 細井　創：小児がん治療の進歩における多施設共同臨床試験と集学的治療，多職種連携によるチーム医療とトータルケア―小児横紋筋肉腫を例に―．日耳鼻会報, **125**：966-974, 2022.

Summary 日本での横紋筋肉腫における臨床試験，集学的治療，チーム医療とトータルケアについて概説．

17) 日本小児血液・がん学会(編)：横紋筋肉腫．小児がん診療ガイドライン 2016 年版．金原出版, 2016.

MB ENT, 290：33-39, 2023

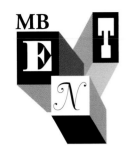

◆特集・大人と子どもの首の腫れ

リンパ節の腫脹

大内陽平[*1]　森　照茂[*2]

Abstract　頸部リンパ節腫脹を主訴に耳鼻咽喉科外来を受診する患者は日常診療で多く遭遇する．その多くが咽頭や口腔領域の炎症に伴う反応性リンパ節腫脹であり，経過観察や炎症の原因に応じた抗菌薬加療などで軽快する．しかし，中には単なる反応性リンパ節腫脹とは異なり，川崎病やリンパ節結核など良性疾患であっても正確な診断を下さないと，その後の対応が異なる場合が存在する．また，悪性疾患である場合は，早急な対応が望まれ，良性疾患と思い込まず，悪性疾患を想定することが重要である．本稿では大人と子どもの首の腫れという主題の中で，頸部リンパ節腫脹というテーマに沿って，特に日常診療で我々が反復して行っている ① 問診，② 理学所見，③ 血液検査，④ 画像検査，⑤ 病理学的検査という診断に至るまでの流れから，リンパ節腫脹に関する疾患について述べていく．

Key words　リンパ節腫脹(lymphadenopathy)，感染性(infectious)，非感染性(non-infectious)，診断(diagnosis)，悪性リンパ腫(malignant lymphoma)

はじめに

耳鼻咽喉科には幼児から高齢者まで幅広い年代が受診し，一概に頸が腫れたと受診した場合でも，それぞれの年代によって異なった鑑別疾患を挙げる必要がある．本稿では，リンパ節腫張をテーマとし，リンパ節腫脹からの診断アルゴリズムについて大人と子どもの側面から記載する．

まず，頸部リンパ節腫脹の鑑別方法は様々あるが，良性疾患か悪性疾患か，そして良性疾患の中でも感染性か非感染性かといった分類が一つと考えられる．リンパ節腫脹の分類の例を表1に記載する．

これらの疾患を考慮しながら鑑別を進めていくことになり，リンパ節腫脹の診断アルゴリズムとしては，他疾患と同様に，① 問診，② 理学所見，③ 血液検査，④ 画像検査，⑤ 病理学的検査と確定診断に向けて進んでいくものと考える．それぞれの項目について注意すべき点を挙げながら，各

疾患について述べていく．また，最後に年代ごとに特徴的な疾患を挙げ，その診断について簡単に述べる．

各疾患の詳細に関しては，別稿を参照いただき，各項目について疾患が重複している場合があるがご容赦いただきたい．

問　診

大人も子どもも共通していえるのは，70~80%のリンパ節腫脹が，先行する上気道炎などに伴う非特異的な反応性リンパ節腫脹[1)2)]である．問診の共通事項としては，症状の持続期間や症状出現が急峻か緩徐か，増悪か軽快傾向の有無を聞くことから始まり，反応性リンパ節腫脹が強く疑われるか否かを鑑別する．先行する炎症があり，重篤感が乏しく，2週間程度で軽快傾向にあるリンパ節腫脹は経過観察でよいことが多いが，それでは説明がつかない場合などには詳細な問診を追加していく必要がある．小児に対する問診では，自身の

[*1] Ouchi Yohei，〒 761-0793 香川県木田郡三木町池戸 1750-1　香川大学耳鼻咽喉科頭頸部外科，病院助教
[*2] Mori Terushige，同，助教

表 1. リンパ節腫脹の分類

良性疾患	感染性	1）ウイルス性：アデノウイルス，伝染性単核球症，麻疹，風疹，ムンプス，ヘルペス属，HIV 感染など
		2）細菌性：ブドウ球菌，溶連菌，嫌気性菌など
		3）特異性炎症：結核，梅毒，猫ひっかき病，トキソプラズマなど
	非感染性	1）自己免疫性疾患：全身性エリテマトーデス，リウマチ，シェーグレン症候群など
		2）リンパ増殖性疾患：キャッスルマン病，木村氏病など
		3）原因不明疾患：川崎病，組織球性壊死性リンパ節炎，サルコイドーシスなど
		4）その他：薬剤性など
悪性疾患	原発性	悪性リンパ腫
	転移性	がんの頸部リンパ節転移，白血病など

身体症状について詳細に語ることは困難であることが多く，保護者からの病歴聴取が必要となる.

　ここで重要なのはやはり悪性疾患を見逃さないことであり，下記に注意して聞く必要がある項目について列挙する.

　1．悪性か良性か

　1）大　人

　悪性腫瘍を示唆する項目

　・悪性腫瘍の治療歴の有無：リンパ腫の再発，頭頸部癌の再発，その他癌腫の再発転移を考慮する.

　・随伴症状（嚥下困難・嗄声・難治性鼻出血・鼻閉・発熱・盗汗・体重減少など）：嚥下困難・嗄声がある場合，咽喉頭悪性腫瘍のリンパ節転移の可能性. 難治性鼻出血や鼻閉は上咽頭腫瘍や，鼻副鼻腔悪性腫瘍の可能性を考慮する. 発熱や盗汗，体重減少などB症状と取れるものは悪性リンパ腫の症状の可能性を考慮する.

　・内服薬（MTX）：メトトレキサート関連リンパ増殖性疾患の発症部位はリンパ節が約50％，リンパ節臓器以外の節外病変が残りの約50％とされ，頸部リンパ節腫張を初発症状とする場合もみられる.

　・飲酒・喫煙歴：頸部リンパ節転移をきたしやすい頭頸部癌は，飲酒・喫煙歴を有することが多いため，必須事項であるが，近年ではHPV関連中咽頭癌の罹患率も増加傾向であり，飲酒喫煙歴がなくても咽頭癌の可能性があることは念頭に置くべきである.

　2）子ども

　悪性腫瘍を示唆する項目

　・随伴症状（盗汗・倦怠感・体重減少・難治性鼻出血）：原発性であれば悪性リンパ腫や白血病の可能性を考慮する. 稀ではあるが，上咽頭癌や甲状腺癌のリンパ節転移は小児でも罹患する可能性があり，悪性腫瘍の転移リンパ節を選択肢に含めておく.

　・経　過：6週以上継続する，または2週以上増大傾向を示す，抗菌薬に反応しない，などは悪性疾患を疑う所見となる[3].

　2．感染性か非感染性か

　悪性腫瘍の疑いが強くなくなれば，多岐にわたる良性疾患の鑑別に入っていく. 大人と子どもで特に注意して問診すべき項目を挙げる.

　1）共通して感染性疾患を考慮する項目

　・先行する炎症疾患：咽頭炎，上気道炎，歯科口腔領域の炎症の有無は化膿性リンパ節炎の鑑別のために重要であり，時に深頸部膿瘍に至ることがあり注意が必要である.

　・猫や鳥類の飼育状況，家畜飼育の有無など：猫ひっかき病，トキソプラズマなどの人畜共通感染症の可能性を考慮する.

　2）大人の感染性疾患を示唆する項目

　・結核の既往や，結核患者との接触歴の有無：リンパ節結核のうち，活動性の肺結核を有するのは約10％程度で呼吸器症状を伴わないことが多く，問診だけでは診断は難しい. ただ，本邦の結核患者数は欧米諸国先進国と比較すると依然高い水準になっており，リンパ節結核の約6割を頸部リンパ節結核が占めるとされ，見逃せない疾患である.

　・性感染症の既往の有無：性風俗の多様化によ

り，性感染症は大人であれば検討すべき疾患となる．梅毒，HIV によるリンパ節腫脹の可能性を考慮する．

3）子どもの感染性疾患を示唆する項目

・風疹や EB ウイルスなどウイルス性疾患の罹患既往の有無とワクチン接種歴：伝染性単核球症や，風疹，ムンプスによるリンパ節腫脹の可能性を考慮する．

・集団保育や学校での流行：子どもの集団生活における流行している炎症性疾患の有無を確認する．

4）大人の非感染性疾患を示唆する項目

・自己免疫疾患の既往：自己免疫疾患の症状は多岐にわたり，問診だけで特徴的なものは乏しいが，全身症状の一つとしてリンパ節腫脹がみられることがある．関節リウマチやシェーグレン症候群といった疾患の既往がないか確認する．他のリンパ節腫脹を疑う疾患が乏しい場合，自己免疫性疾患を考慮することになる．

・内服の確認：リンパ節腫張を呈すると報告のある高尿酸血症治療薬，抗けいれん薬，抗菌薬などの内服の有無を確認し，他疾患の可能性が乏しい際には，薬剤性リンパ節腫脹の可能性を考慮する．

5）子どもの非感染性疾患を示唆する項目

・周期性発熱の有無：周期性発熱・アフタ性口内炎・咽頭炎・リンパ節炎症候群（PFAPA 症候群）の可能性を考慮する．様々な診断基準が提唱されているが，繰り返す発熱と，咽頭炎，頸部リンパ節腫脹，アフタ性口内炎は高頻度でみられるという特徴があり，習慣性扁桃炎と誤認されることがあるが，近年疾患概念が広まっている[4)5)]．

理学所見

頸部リンパ節腫脹をきたしている場合，視診・触診を正確に行い，その局在や性状から鑑別診断を行っていくことはやはり重要である．主にリンパ節腫脹に関する理学的所見を挙げつつ，疾患に特徴的な他所見についても述べる．

伝染性単核球症などウイルス性リンパ節腫脹の場合は，両側の深頸部領域に広範囲に腫脹がみられることが多い．また，ウイルスが原因の場合，リンパ節だけでなく，鼻腔粘膜や咽頭粘膜，下気道粘膜にも炎症をきたしていることが多く，伝染性単核球症では咽頭後壁に特徴的な厚い白苔が付着していることが多いため，鼻腔・咽喉頭所見も取ることが重要である．比して，細菌性炎症である化膿性リンパ節炎では，初期には片側性腫脹であることが多く，炎症の局在も複数臓器にまたがるものではなく，細菌性口蓋扁桃炎や口腔内齲歯など明確な場合が多い．

川崎病の場合，多数の両側性リンパ節腫張があり，圧痛も認めることから，咽頭痛よりも頸部痛を初発症状として受診することもある．明確に疼痛や症状を言語化できない幼児でも，頸部痛のため斜頸となっていることからリンパ節腫張に気がつく場合がある．

視診にて明らかにリンパ節腫脹が自壊している場合は，リンパ節膿瘍，頸部リンパ節結核，悪性腫瘍リンパ節転移の皮膚浸潤などを考慮する．

猫ひっかき病は頸部以外にも腋窩や鼠径リンパ節も腫脹し，腫脹部が自壊して排膿することもある．

多発性リンパ節腫張に無痛性の唾液腺腫脹を伴っている場合は木村氏病の可能性を考慮する．

圧痛を伴う場合は，多くが感染性疾患のことが多いが，川崎病や組織球性壊死性リンパ節炎といった非感染性疾患でも圧痛をきたすことがあり，また悪性腫瘍転移でも，周囲組織への浸潤がみられるようになると圧痛を生じるようになる．悪性腫瘍の場合には，リンパ節は比較的硬く，可動性が乏しい場合が多い．また，原発巣ごとにそのリンパ流から好発転移部位が存在するため，リンパ節腫脹部位を参考に原発巣を推察できる場合もある．柔らかく圧痛のないリンパ節腫脹で悪性を示唆する場合は，HPV 関連中咽頭癌や甲状腺癌の囊胞状リンパ節転移の場合や，悪性リンパ腫の腫張を考慮する[6)]．小児の場合は悪性疾患によ

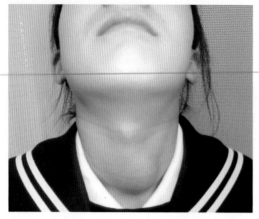

図 1. 甲状腺乳頭癌 cT3N1bM0（11 歳，女児）
前頸部・側頸部に硬い腫瘤を複数触れる

るリンパ節腫脹は転移性よりも原発性疾患（代表的なのは悪性リンパ腫）のほうが頻度が高く，その場合，比較的柔らかいリンパ節腫脹を触れるが，稀に経験する甲状腺癌頸部転移の場合は側頸部に複数の硬いリンパ節腫脹を触れることもあり注意が必要である（図 1）.

梅毒によるリンパ節腫脹は，第 1 期や 2 期では無痛性で非常に硬い腫脹ともいわれるが，圧痛の有無に関しては様々な報告があるため，圧痛の有無だけで診断をすることは困難である[7]．そのため，梅毒を疑う際には咽頭粘膜を確認し，梅毒に特徴的な乳白斑（Butterfly 兆候）が確認できれば診断に有用である.

血液検査

問診と理学所見から，表 1 の疾患群の鑑別を行っていき，ある程度の診断の予測をたてることが基本となる．診断の確定のための補助，病勢や全身状態の把握などのために血液検査を行うことが多い．血液検査に特徴が現れる疾患を述べる.

・**伝染性単核球症**：リンパ球の割合上昇と，異形リンパ球の出現がみられる．VCA に対する IgM，IgG 抗体は初期から上昇するが，小児では上昇する割合が 60％であることには注意が必要である[8]．肝脾腫が現れることもあるので，肝胆道系酵素上昇がみられる場合もある.

・**トキソプラズマ症**：ELISA 法による抗トキソプラズマ IgG 抗体，IgM 抗体の測定が有用とされる[9].

・**組織球性壊死性リンパ節炎**：白血球減少が比較的多くみられる（44％）[10].

・**悪性リンパ腫**：血球分画異常，LDH 高値が現れることがある，sIL-2R は高値を認めることが多いが，他炎症性疾患などでも上昇することがあるため，単独での診断確定目的ではなく，診断の補助や病勢推察に用いる.

・**川崎病**：診断基準ではないが，低ナトリウム血症，低アルブミン血症や肝酵素上昇，血小板増多，フィブリノーゲン，FDP，D-dimer の上昇がある症例が多くみられるとされており，診断の補助として考慮される.

・**キャッスルマン病**：高 IL-6 血症，貧血，低アルブミン血症がみられる.

・**木村氏病**：末梢血好酸球と血中 IgE の上昇がみられることがある.

画像検査

画像検査として，頸部超音波検査，CT，MRI，PET などを用いる．各疾患の画像的特徴などは別稿を参照いただきたい．転移性リンパ節腫脹を示唆する所見として，短径 10 mm 以上，球形，内部壊死，境界不明瞭などの所見は要注意となる．また，悪性リンパ腫やリンパ増殖性疾患（木村氏病やキャッスルマン病など）は，両者ともモノクローナルな細胞の増殖がみられるため，内部均一なリンパ節腫脹を認めることが多い．その場合は良性疾患と決めつけずに，病理学的検索が必要となる場合がある.

CT・MRI に関しては腎機能など検査禁忌事項がなければ，可能なら造影検査を基本とする.

特に子どもの場合は複数回の CT 検査による被曝の影響や，検査時の安静保持のために小児科に依頼して鎮静下で検査を行う場合もあることからも，まずは侵襲がなく，速やかに実施可能な頸部超音波検査にてリンパ節の性状を確認し，必要に応じて最小限で済むように CT 検査や MRI 検査をするべきである.

病理学的検査

　感染性と診断確定できず，非感染性や腫瘍性疾患が否定できない場合は細胞診やリンパ節生検を実施する．2週以上改善傾向なく増大する病変や抗菌薬治療に無反応の病変などは病理学的検査の適応になってくると考える．

　頸部リンパ節腫脹は耳鼻咽喉科以外にも初診となることがあり，他科からリンパ節生検を実施したところ悪性腫瘍であったと耳鼻咽喉科に紹介となるケースも経験する．扁平上皮癌の転移リンパ節であった場合，不用意なリンパ節生検はその後の治療や予後にも影響をするため，必要性をよく検討することが重要である．

1．穿刺吸引細胞診

　エコーガイド下での実施を基本とする．エコーで標的病変と周辺臓器との関係性や，血流を評価することで安全性が向上する．安全に実施可能と判断できれば，小児であっても外来にて局所麻酔下に実施することが可能となる．

　悪性疾患の場合は，異型細胞がみられることがあるが，反応性リンパ節炎や化膿性リンパ節炎では貪食組織球がみられることがあり，また結核やサルコイドーシスでは Langhans 巨細胞がみられることがある．

　結核を疑う場合には抗酸菌検査として，塗抹・培養・ＰＣＲ検査を穿刺液から提出し，細胞診と組み合わせることで正診率が上昇する．

　囊胞状リンパ節を穿刺した場合，穿刺液のサイログロブリン値を測定することが甲状腺癌の転移の診断に有用な場合がある[11]．

2．頸部リンパ節生検

　細胞診でも診断確定が困難だったり，悪性が否定できない場合などに実施を検討する．悪性リンパ腫の場合は診断確定と治療方針決定のために病理組織学的検査が必須となり，病理組織診断だけではなく，フローサイトメトリーやG-band 染色も併せて提出する．

　組織球性壊死性リンパ節炎は現時点で明確な診断基準はなく，他疾患を除外しながら鑑別していく．経過から悪性リンパ腫や川崎病などとも鑑別が必要であり，確定診断のためにはリンパ節生検を行うことも多い．病理像では patchy necrosis と呼ばれる局在性巣状の壊死性病変や組織球浸潤を認める．組織球が nuclear debris と呼ばれる核崩壊産物を貪食する像がみられることがある．組織球の中には crescentic histiocytes と呼ばれる小型化した核を有する組織球も見られる．近年では免疫組織学的な検査を組み合わせることで core needle biopsy で採取した検体の組織量でも診断が可能な場合がある．

　トキソプラズマ症ではリンパ節内に oocyst が認められた場合は診断確定となるが，みられない場合もあり，濾胞過形成や類上皮細胞の小結節巣などがみられるとされている[12]．

　結核では乾酪壊死の存在を病理組織で確認することが診断基準の一つとなっている．結核性リンパ節炎を疑って生検を実施する際には，摘出検体を手術室で分割することなどは結核菌曝露回避の観点から避けたほうがよいとされる．手術室や病理部へ先んじて結核性リンパ節炎を疑って検査することを連絡しておき，スタッフの感染対策を行う必要がある．

　サルコイドーシスは病理組織像では非乾酪性肉芽腫を認め，病理組織での結核との鑑別が必要となる．

　木村氏病では好酸球の浸潤像と多数の非特異的な炎症性肉芽の中にリンパ濾胞の集簇を認めることが特徴である．

年代ごとの特徴

　リンパ節腫脹の原因疾患として，子どもから成人，高齢者まで共通した疾患は多く存在するが，好発年齢がある程度判明している疾患もみられる．年齢が上昇するにつれて悪性疾患の比率は高くなり，成人から高齢者にかけては診断確定するまでは悪性疾患の可能性を考慮することと，加齢や他疾患による免疫抑制状態などを考慮すること

表 2. PFAPA 症候群の特徴

年代	4〜6 歳未満(成人発症は稀)	
症状	38.5° を超えるような発熱が数日続き,それが 3〜8 週ごとに反復する	
症状	発熱時の随伴症状	頸部リンパ節腫脹(53〜93%)
		咽頭炎(60〜90%),扁桃炎(40%)
		アフタ性口内炎(27〜57%)
	間欠期には基本的に無症状	
治療	抗菌薬は無効	
	副腎皮質ステロイドは有効の場合が多い	
	扁桃摘出も有効な場合がある	
予後	年齢とともに自然軽快することが多い	

が鑑別において重要となる.小児や AYA 世代に好発する疾患は良性疾患が多いため,侵襲的な処置が躊躇われることが多く,診断確定まで時間を要することもあるが,一部の悪性疾患を見逃さないことが重要である.そのため,特に小児やAYA 世代にみられることが多い疾患について改めて列挙する.

1. 小 児

悪性腫瘍としては,小児悪性リンパ腫を念頭に置くこと.

本邦の小児悪性リンパ腫は 90% 近くが non-Hodgkin Lymphoma(NHL)であり,欧米に比べて NHL の割合が高い特徴がある.B 症状を有する,2 週以上増大傾向を示す,2 cm 以上のサイズ,可動性不良などの所見を有する場合は悪性を示唆するため,速やかに血液検査や超音波検査,場合により穿刺吸引細胞診など,侵襲の低いものから速やかに検査を進める必要がある.

川崎病は小児のリンパ節腫脹の代表的な疾患である.4 歳以下に好発するが,年長児でも発症することがある.主要症状は・発熱・両側眼球結膜充血・口唇口腔所見(紅潮,いちご舌,口腔咽頭粘膜のびまん性発赤)・発疹・四肢末端の変化・急性期の非化膿性頸部リンパ節腫脹が挙げられる.発熱と頸部リンパ節腫脹のみを初発とし,経過中に他症状が出現することもあるため,発熱を伴った頸部リンパ節腫脹の場合は,炎症性の反応性リンパ節腫脹や化膿性リンパ節炎と鑑別をしながら,常に考慮しなければならない.診断が遅れると冠動脈瘤のリスクが増すため,川崎病が疑われる際

には,積極的に心臓超音波検査も実施し,診断の参考条項である僧帽弁閉鎖不全や心嚢液貯留などがないか確認をする.化膿性リンパ節炎との比較では,リンパ節病変は川崎病のほうが多発性,両側性でみられることが多く,リンパ節の内部壊死は化膿性リンパ節炎でみられることが多い.また,咽後部に辺縁の造影効果を伴わない低吸収域がみられることがあるが,それだけでは咽頭炎による浮腫でも生じ得る.ただ,川崎病の場合は中咽頭側壁や後壁の発赤や腫脹といった急性咽頭炎でみられる所見は乏しいことが多く,鑑別に有用となる.そのため,咽頭に炎症所見が乏しく,造影 CT 検査で咽後部に造影効果のない低吸収域を認め,両側に内部壊死を伴わないリンパ節腫脹を多数認めた場合は川崎病を強く疑う根拠となる.川崎病の典型的な主要症状が揃わず不全型と診断されても,γ グロブリンやステロイドの投与にて症状が軽減する場合がある.

PFAPA 症候群も近年疾患概念が広まり診断される症例が増えており,小児期の周期性発熱疾患としてはもっとも頻度の高い疾患である.発症は 1〜4 歳頃が多く小児に特徴的な疾患ではあるが,年長児や稀ではあるが成人発症の報告もある.診断基準はいくつか提唱されているが,疾患の特徴を表 2 にまとめた.基本的にはこれらの特徴を有し,他の疾患を除外できれば診断となる.

2. AYA 世代

組織球性壊死性リンパ節炎は多くが 40 歳未満の若年で女性に多いとされる.比較的アジア圏で多いとされているため,本邦の診療においては遭

遇する頻度は比較的高くみられる.

　女性特有の悪性疾患としての子宮頸癌や卵巣癌は比較的若年でも罹患する可能性があり，左鎖骨上窩のリンパ節腫脹をみた場合には婦人科領域の悪性腫瘍の転移を考慮する必要がある.

　また男性の側面では，精巣腫瘍は30歳台に罹患年齢のピークがあり，転移性頸部リンパ節による頸部腫脹が初発症状となることがある

まとめ

　頸部リンパ節腫脹患者を診た際に，実臨床では常にすべての項目を網羅的に検索することは現実的ではない.　前述してきた各疾患の頸部リンパ節腫脹の特徴を十分に理解し，問診と触診から疾患を絞り込み，絞り込んだ鑑別疾患に対して，診断を下すために必要十分な各種検査へ進むことが重要と考える.　無駄な検査を避け，悪性疾患を見逃さず正診率を向上させるためには，年代ごとの疾患の特徴を捉える必要がある.

参考文献

1) 内水浩貴，小林俊樹，森　恵莉ほか：過去5年間の頸部リンパ節腫脹に対する検討.　日耳鼻会報，**115**：546-551, 2012.
　Summary　リンパ節腫脹を主訴に受診した患者の内訳を検討し，非特異的炎症性疾患や，悪性疾患の割合を報告している.　確定診断まで時間を有した悪性疾患もあり，判断に難しい症例に対しては積極的にリンパ節生検も考慮すると結論づけている.

2) 松浦聖平，藤居直和，宮澤昌行ほか：頸部リンパ節腫脹84例の臨床的検討.　昭和学士会誌，**80**(6)：517-524, 2020.

3) Meijer JD, Grimmer JF：Evaluation and management of neck masses in children. Am Fam Physician, **89**：353-358, 2014.
　Summary　子どもの頸部腫瘤について，先天

性・炎症性・腫瘍性に分類されながら鑑別することを述べている.　その中で悪性腫瘍を疑う所見や経過について報告している.

4) Renko M, Lantto U, Tapiainen T：Toward better diagnositic criteria for periaodic fever, aphthous stomatitis, pharyngitis and adenitis syndrome. Acta Paediatr, **108**：1385-1392, 2019.

5) Batu ED, Vezir E, Ogus D, et al：Galactin-3：a new biomarker for differentiating periodic fever, adenitis, pharyngitis, aphthous stomatitis(PFAPA)syndrome from familial Mediterranean fever? Rheumatol Int, **42**(1)：71-80, 2022.

6) 齋藤康一郎，大久保啓介，高橋瑞乃：頸部リンパ節腫脹.　MB ENT, **157**：163-175, 2013.

7) 秋定直樹，石原久司，藤澤　郁ほか：頸部腫瘤を契機に判明した梅毒の2例.　日耳鼻会報，**122**：770-776, 2019.

8) Horwitz CA, Hwnle W, Henle G, et al：Clinical laboratory evaluation of infants and children with Epstein-Barr virus-induced infectious mononucleosis：report of 32 patients(aged 10-48 months). Blood, **57**：933-938, 1981.

9) 吉福孝介，西元謙吾，松崎　勉ほか：トキソプラズマ性頸部リンパ節炎の1例.　耳鼻臨床，**60**：143-148, 2014.

10) Ohshima K, Shimazaki K, Kume T, et al：Perforin and Fas pathways of cytotoxic T-cells in histiocytic necrotizing lymphadenitis. Histopathology, **33**：471-478, 1998.

11) 坂本耕二，今西順久，冨田俊樹ほか：甲状腺癌リンパ節転移診断における穿刺吸引内容物中サイログロブリン濃度測定(FNA-Tg)の有用性と限界.　日耳鼻会報，**119**(5)：721-726, 2016.
　Summary　甲状腺癌転移が疑われた際に，リンパ節に対する穿刺吸引細胞診と，穿刺吸引内容物中サイログロブリン濃度測定を組み合わせることで，それぞれ単独で評価するよりも感度が向上したと報告している.

12) 吉野　正，小田義直，坂元享宇ほか：カラーアトラス　病理組織の見方と鑑別診断　第7版：94. 医歯薬出版, 2020.

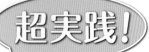

超実践！
がん患者に必要な
口腔ケア

― 適切な口腔管理でQOLを上げる ―

編集 山﨑知子（宮城県立がんセンター頭頸部内科 診療科長）

2020年4月発行　B5判　120頁
定価4,290円（本体3,900円＋税）

がん患者への口腔ケアについて、重要性から実際の手技、
さらに患者からの質問への解決方法を、
医師・歯科医師・歯科衛生士・薬剤師・管理栄養士の
多職種にわたる執筆陣が豊富なカラー写真・イラスト、
わかりやすいWeb動画とともに解説！
医科・歯科を熟知したダブルライセンスの編者が送る、
実臨床ですぐに役立つ1冊です！

目 次

 全日本病院出版会　〒113-0033 東京都文京区本郷 3-16-4　Tel：03-5689-5989
www.zenniti.com　　　　　　　　　　　　　　　　　　　　　　Fax：03-5689-8030

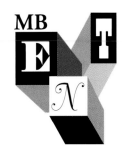

◆特集・大人と子どもの首の腫れ

炎症性疾患・膿瘍

阪上智史*1　日高浩史*2

Abstract　扁桃周囲膿瘍，深頸部膿瘍および伝染性単核球症（Infectious mononucleosis：IM）に伴う頸部腫脹の特徴と注意点を概説する．扁桃周囲膿瘍による頸部腫脹は上極型では目立つことが少ないが，発見が難しいタイプの下極型扁桃周囲膿瘍に関しては，咽頭痛の場所と頸部触診による圧痛部位の確認によって診断の推定が可能となる症例がある．深頸部膿瘍に伴う頸部腫脹は膿瘍や蜂窩織炎の存在部位を示しており，触診も用いることで炎症波及部位の推測が可能となる．画像検査を併用して膿瘍の存在部位を明らかにし，治療方針を検討することとなる．IM に関しては，幼小児期に初感染を受けた場合は不顕性感染が多いが思春期以降に感染した場合に IM を発症しやすいとされ，思春期以降の初感染が増加傾向にある[1]．自験例では頸部リンパ節腫脹に加えて，ワルダイエル咽頭輪の感染と長い罹患期間（平均 10 日以上）がみられていた．これらの疾患に関して診断と治療のポイントを解説する．

Key words　下極型扁桃周囲膿瘍（inferior pole of peritonsillar abscess），疼痛部位（point of pain），深頸部膿瘍（deep neck abscess），頸部蜂窩織炎（cervical cellulitis），伝染性単核球症（infectious mononucleosis）

はじめに

　頸部腫瘤には様々な疾患があり，小児では先天性と炎症性疾患を，成人では炎症性疾患と腫瘍性疾患を考えた診療が重要である[1]．整理された知識とともに問診，視診，触診を行うことで鑑別疾患が絞られることが多い．

　小児の場合，良性疾患が多く，頸部リンパ節腫脹をきたす炎症性疾患が比較的多くみられる．咽頭粘膜・口蓋扁桃の発赤や腫脹の程度に加えて発熱などの身体所見も併せて評価し，深頸部膿瘍や川崎病などの重篤な疾患の可能性を考えた診察が必要である．また，流行性耳下腺炎など集団感染にも留意し，流行している感染症の情報にも注意しておくと診断精度の向上が期待できる．甲状舌管嚢胞や側頸嚢胞などの先天性嚢胞性疾患のほか，血管腫，リンパ管腫，皮様嚢腫などの疾患と，

内腔への感染に伴う腫脹・膿瘍形成に注意しながら鑑別を進める．悪性腫瘍の頻度は低いが，横紋筋肉腫などの肉腫系や悪性リンパ腫などの血液系の悪性腫瘍も鑑別として常に念頭に置くとよい[1]．

　成人の場合，小児と同様に炎症性のリンパ節腫脹が頻度としては高いが，癌のリンパ節転移の可能性を常に意識しておく必要がある．転移性リンパ節の場合，その大半は頭頸部領域からの転移であるため，上咽頭，中咽頭（口蓋扁桃や舌根，舌扁桃溝），下咽頭輪状後部といった，見逃しやすい領域に対して十分な視診および触診と narrow band imaging 内視鏡などを用いた慎重な診断が重要である[1]．

　頸部腫脹をきたす炎症性疾患の中で，歯科口腔疾患の炎症（齲歯，歯周病など）の波及に伴う蜂窩織炎では，口腔に加えて顎下部やオトガイ部に腫脹をきたすことが多い．一方，咽頭炎，扁桃炎（扁

*1 Sakagami Tomofumi，〒 573-1010　大阪府枚方市新町 2-5-1　関西医科大学耳鼻咽喉科頭頸部外科，助教
*2 Hidaka Hiroshi，同科，准教授

表 1. 扁桃周囲膿瘍 88 例：上極型と下極型との比較

上極型 73 例と下極型 15 例に関して比較したところ，下極型扁桃周囲膿瘍のほうが深頸部膿瘍の合併が多くみられた．下極型扁桃周囲膿瘍は重症化しやすい扁桃周囲膿瘍として重要と考える

	上極型 （n＝73）	下極型 （n＝15）	P value
性別 男：女	52：21	11：4	0.87 （χ^2検定）
年齢（平均）	4〜84 （41.1）	26〜82 （50.4）	0.07 （t 検定）
初診時の白血球数 （平均）個/μL	7,000〜26,400 （14,300）	4,600〜39,700 （14,900）	0.60 （t 検定）
初診時の CRP （平均）mg/dL	0.20〜50.9 （11.4）	0.80〜46.8 （17.3）	0.06 （t 検定）
深頸部膿瘍の合併	4 例（5.4%）	10 例 （66.7%）	＜0.01 （χ^2検定）

桃周囲炎，扁桃周囲膿瘍）に伴う腫脹はレベルⅡに相当する上頸部リンパ節の腫脹を伴う．扁桃周囲膿瘍が頸部間隙に拡がった場合には間隙の部位に応じた腫脹がみられ，注意が必要である．また，深頸部膿瘍に至るような重篤な場合は，顎下部や側頸部全体の腫脹，開口制限（内側翼突筋への炎症を示唆）や口蓋扁桃周囲の腫脹，咽喉頭の浮腫状変化など頸部以外の所見にも注意が必要である．

思春期から若年成人でみられる伝染性単核球症は，典型例では口蓋扁桃に偽膜様の白苔付着，肝機能異常，異型リンパ球の増加とともに頸部リンパ節の多発腫脹を認め，レベルⅤのリンパ節が数珠状に腫脹することが多い[1]．

本稿では首の腫れを伴う炎症性疾患および膿瘍として扁桃周囲膿瘍，深頸部膿瘍，伝染性単核球症に関してその特徴と診断，治療方針について概説する．

扁桃周囲膿瘍

1．病 態

口蓋扁桃の周囲に膿瘍を生じ片側性の咽頭痛，発熱，開口障害を生じる疾患として認識されている．口腔内常在菌である *Streptococcus* 属が起炎菌としては多く，膿汁内には嫌気性菌の感染も認められることがあり，*Peptostreptococcus* 属，*Fusobacterium* 属，*Prevotella* 属などが検出される[2]．

扁桃周囲間隙に生じた膿瘍に伴う炎症が尾側に波及した際に頸部腫脹を生じる．これは口蓋扁

下極方向に炎症が及んでいることが考えられ，上極型扁桃周囲膿瘍の下方進展もしくは下極型扁桃周囲膿瘍が想定される．上極型扁桃周囲膿瘍は開口障害や口腔内診察で診断できることが多いが，下極型扁桃周囲膿瘍は開口障害や口腔内異常所見を伴わない場合がある．このため，正確な診断が困難であることがあり，注意が必要である．下極型扁桃周囲膿瘍は上極型に比して重症化のリスクが高く，また喉頭浮腫を生じる要因となりやすいため，その存在の把握は重要である[3)4)]．自験例における比較検討でも，深頸部膿瘍の合併率が下極型が有意に高率であった（表1）．

2．診 断

口蓋扁桃下極の頸部触診や内視鏡検査を組み合わせると診断しやすくなると考えられる．口蓋扁桃下極に膿瘍や炎症を生じた場合，患側の顎下部から舌骨大角（顎下三角付近）を口蓋扁桃方向に圧迫すると著明な圧痛を訴える．また，咽喉頭内視鏡検査では，口腔内からは確認困難であった舌扁桃溝や外側咽頭喉頭蓋ひだ周囲に腫脹が確認できるようになる．これらは扁桃周囲間隙から傍咽頭間隙に炎症がおよんでいる際に見られる所見と考えられ，口蓋扁桃下極周囲の炎症の確認に有効と考えられる（図1，2）．

成人では問診に加えて内視鏡検査あるいは CT 検査などに同意を得やすいが，小児では特に年齢が下がるほど診察に対して協力を得ることが難しく，限られた情報で診断と治療を行わなければならない．咽喉頭内視鏡所見が得られにくい状況や，即座に CT 検査が難しい環境でも頸部触診を用いることで口蓋扁桃下極の炎症の有無を想起できることがある．最近では，小児に対して頸部エコーを用いることで膿瘍を指摘できたとする報告があり[5]，被曝を避けて簡便に行える検査として考慮に入れたい．

3．治 療

治療は抗菌薬投与と外科的治療（穿刺もしくは切開排膿）である．扁桃周囲膿瘍は抗菌薬治療と適切な気道管理が奏功すれば，1 週間程度で治癒

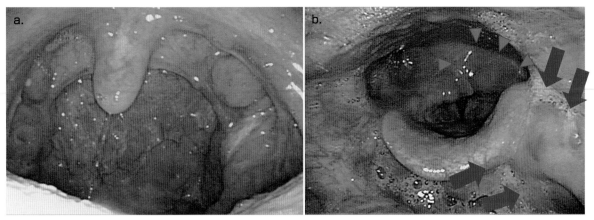

図 1. 下極型扁桃周囲膿瘍の咽頭所見(a)と咽喉頭内視鏡所見(b)

a：口腔からみた咽頭所見を示す．左口蓋扁桃上極に若干の白苔はあるが，膿瘍ははっきりとしない

b：経鼻腔内視鏡所見を示す．左口蓋扁桃下極に腫脹を認め(赤矢印)，左披裂にも腫脹を認める(青矢尻)．
　口腔所見のみでは判断が難しい症例であった

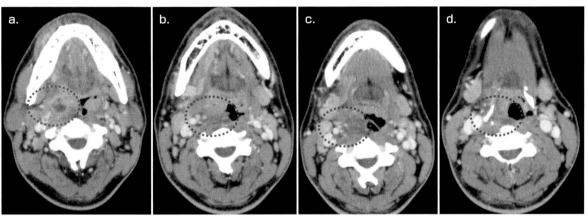

図 2. 下極型扁桃周囲膿瘍の造影 CT 検査所見(60 歳台，男性)

口蓋扁桃下極に膿瘍の中心があり(a：赤点線内)，顎下腺後方～舌骨周囲に炎症に伴う腫脹の
拡がりを認める(b～d：赤点腺内)．赤点腺部位を体表側から圧迫すると強い圧痛を自覚する

が見込める疾患である．成人で喉頭浮腫が強くな
い場合には外来通院で治療可能であるが，気道狭
窄や深頸部膿瘍の合併が疑われる場合には入院管
理が必要である．小児例では排膿処置において安
静や安全性の確保のために全身麻酔下の治療を要
する場合がある．

　特に，下極型扁桃周囲膿瘍の場合には喉頭浮腫
や深頸部膿瘍を併発しやすいが[3)4)]，一方で，解剖
学的に口蓋扁桃下極は経口腔的に到達しにくく排
膿処置にしばしば難渋する．ただし，造影 CT 検
査で膿瘍の存在部位が明らかで内視鏡検査にて膿
瘍壁が視認できれば，鉗子を用いて膿瘍壁を穿破
可能な場合がある．

4．即時口蓋扁桃摘出術(即時扁摘)の適応

　膿瘍が舌骨周囲でとどまっており，口腔内から
十分な排膿が難しい症例を経験するが，このよう
な症例は深頸部膿瘍に増悪する可能性が考えら
れ，即時扁摘のよい適応と考えられる[3)]．

　全身状態が許容され，麻酔科や手術室の理解が
得られれば実施可能であり，当科でも数例施行し
たが，咽頭展開や術中出血に関して通常の口蓋扁
桃摘出術と同様に実施可能であった．術後に特別
な管理は要さず，扁桃周囲膿瘍の治療を継続して
治療し得た．深頸部膿瘍への進展を防ぎながら膿
瘍腔の開放と治療にもなる場合に有効であり，治
療選択肢として加えておきたい．

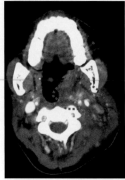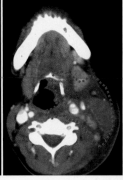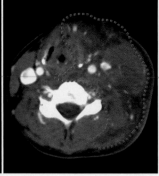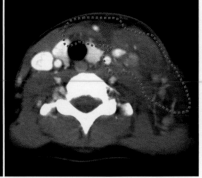

図 3．深頸部膿瘍の造影 CT 検査所見(50 歳台，男性)

赤点線で示した箇所に low density area を認める．初診時の血液検査は WBC：16700(/μL)，CRP：13.699(mg/dL)，PCT：0.71(ng/mL)であった．切開排膿を施行するも滲出液のみで排膿は認めなかった．同時に左口蓋扁桃を摘出したが，口蓋扁桃下極からは排膿を認めた．左下極型扁桃周囲膿瘍と頸部蜂窩織炎と考えられた

深頸部膿瘍

1．病　態

　頸部間隙に頸部リンパ炎や蜂窩織炎，膿瘍を生じた際に頸部腫脹を生じる．後者が深頸部膿瘍である．腫脹部位は皮膚発赤を伴っていることが多く，圧痛も高確率に認められる．重症化すると気道狭窄や閉塞，降下性縦隔炎に加えて敗血症，稀に静脈血栓症や頸動脈破裂などの合併症をきたし，致命的な病態となるため，早期の診断と強力な治療が求められる疾患である[6]．

　原因としては，リンパ組織の発達の違いにより小児では頸部リンパ節炎・リンパ節膿瘍が多く，咽頭・扁桃炎に続発するものに加えて先天性の瘻管や嚢胞性疾患の感染や異物外傷による膿瘍形成があるため注意が必要である[1)6]．成人では歯原性疾患，扁桃炎，咽喉頭炎由来が多い．また，異物や食道・気管の損傷に伴い細菌が頸部間隙内に侵入し，化膿性炎症を生じ急速に拡がり膿瘍を形成することもある．

2．診　断

　バイタルサインの変化，血液データも併せて重症化が懸念される場合は，直ちに造影 CT 検査を施行し，縦隔への炎症波及も確認する．炎症性疾患を考える際に小児では川崎病も鑑別疾患として重要であり，レベルⅡ，Ⅴに著明なリンパ節腫脹を認め，造影 CT 検査で咽頭後間隙に浮腫性肥厚を呈する．咽後膿瘍との鑑別を要することがある

が，膿瘍は周囲に造影効果を伴うこと，病変が患側に偏るのに対して川崎病では周囲に造影効果を認めにくく，病変が正中に多いことが挙げられる[1)7]．一方，症例によっては鑑別に難渋することがある．発熱の持続，結膜炎，発疹，苺状舌などの特徴的な所見があれば診断の一助となるが，非定型的な場合もあり診断には小児科との連携が必要である[1)7]．

　糖尿病の有無が重症化に関与しており問診や血液検査所見は重要とされている[3]．頸部感染により喉頭浮腫を生じ，気道狭窄を伴っている症例があるため気管切開の是非を考える必要があるが，過去には膿瘍が舌骨上に留まる症例では気管切開を回避できる症例が多かったと報告されている[8]．

　膿瘍の進展範囲の診断には造影 CT 検査が適しているが，造影剤アレルギーや高度腎機能障害などで撮影が難しい場合には単純 MRI 検査が有効である．撮影の際には可能なかぎり胸部まで含めて撮影することで縦隔進展や胸水あるいは膿胸の有無の評価が可能となる[6]．時に造影 CT 検査で膿瘍に特徴的な ring enhancement を伴わない症例を経験するが(図 3，4)，CRP やプロカルシトニンが高値である場合は頸部壊死性筋膜炎を生じていることがあるため注意が必要である．

3．治　療

1）抗菌薬投与

　膿瘍からの検出菌は好気性菌の場合，小児では *Staphylococcus* 属，成人では *Streptococcus* 属が多

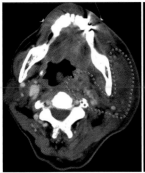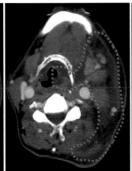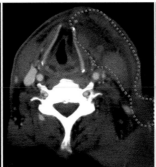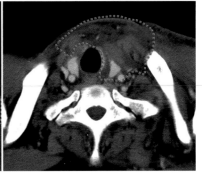

図 4. 頸部壊死性筋膜炎の頸部造影 CT 検査所見(70 歳台, 男性)

赤点線で示した箇所に low density area を認める. 初診の血液検査は WBC：13400(/μL), CRP：45.101(mg/dL), PCT：11.57(ng/mL)であった. 明らかな膿瘍形成はないと判断し, 抗菌薬投与で 24 時間経過をみたが, 翌日に CRP の悪化を認め, 切開排膿を施行した. 排膿は極少量であったが, 広範囲に筋肉壊死を認め, 静脈血栓を多数認めた. 頸部壊死性筋膜炎と考えられた

く, 30〜60％程度に嫌気性菌が関与するとされている[6]. 培養結果判明の前の初期治療として, 自施設ではユナシン®にメトロニダゾール®を組み合わせて投与している. 重症例ではカルバペネム系薬の投与を考慮し, 培養結果が判明した後は患者の状態を勘案して抗菌薬の変更を行うこととしている.

2）排膿術

小児では保存的治療や穿刺排膿による加療が考えられるが, 保存的治療開始後48時間で効果が得られなければ外科的治療への移行が求められる. 当科では, 穿刺が容易な部位であれば, 診断後早期に穿刺排膿処置を施行するようにしている.

成人では筋膜に沿って炎症が拡大するため, できるだけ早期に切開排膿術を行ったほうがよく, 縦隔炎を伴う例, ガス産生のみられる例, 筋膜壊死が考えられる例では積極的に切開排膿術を行うようにしている. 切開排膿術の際には, 画像検査で炎症を認めた間隙はすべて開放し, 術後に洗浄処置を行うための開放式ドレーンを膿瘍腔に留置している.

手術後は頻回の洗浄処置とともに, 膿瘍の再燃に注意して治療を継続する. その他, 治療中に敗血症, ストレス性胃潰瘍, 消化管穿孔, 虚血性腸炎, 腸腰筋膿瘍, 間質性肺炎, などの併発を経験することがある. 深頸部膿瘍は頸部にとどまらず, 全身に影響する疾患であることを再確認しておきたい.

伝染性単核球症(infectious mononucleosis：IM)

1．病　態

思春期から若年青年層に好発し, ほとんどの症例で Epstein-Barr virus(EBV)の初感染によって起こる. 他にはサイトメガロウイルス(CMV), ヒトヘルペスウイルス 6, アデノウイルス, 単純ヘルペスウイルス, ヒト免疫不全ウイルス, A 型肝炎ウイルス, B 型肝炎ウイルス, トキソプラズマ, リケッチアによる発症が指摘されている. EBV を含む唾液と濃厚に接触することにより, 未感染者に感染する[9].

侵入した EBV は CD21 を介して咽頭上皮細胞に感染した後に, 標的細胞である B リンパ球に感染する. ウイルス粒子の複製や感染 B リンパ球の増殖が進行し免疫反応によって細胞障害性 T リンパ球の動員と抗体産生が起こり, 放出されるサイトカインによりマクロファージの増殖と活性化が促進される. これが EBV 特異抗体や異型リンパ球, 単球として検出される. また, 免疫反応の結果, 臨床症状としては発熱, 頸部を含めた全身性のリンパ節腫脹, 咽頭扁桃炎, 肝脾腫, 発疹, 口蓋出血斑が挙げられる. 細胞性免疫は思春期以降のほうが乳幼児期よりも発達しており, そのため発症頻度は思春期以降のほうが高いと考えられている[9].

2．診　断

EBV に対する特異的抗体反応検査は大きく分

表 2. IM の診断基準

1．臨床症状：少なくとも 3 項目以上の陽性
1）発熱
2）扁桃・咽頭炎
3）頸部リンパ節腫脹（≧1 cm）
4）肝腫（4 歳未満：≧1.5 cm）
5）脾腫（≧触知）
2．血液所見
1）リンパ球≧50％もしくは≧5,000/μL かつ
2）異型リンパ球あるいは HLA-DR＋細胞≧10％もしくは≧1,000/μL
3．EBV 抗体検査（急性 EBV 感染）：急性期 EBNA 抗体陰性で以下の 1 項目以上の陽性
1）VCA-IgM 抗体初期陽性，後に陰性化
2）VCA-IgG 抗体価の 4 倍以上の上昇
3）EA 抗体の一過性の上昇
4）VCA-IgG 抗体が初期から陽性で，EBNA 抗体が後に陽性化

（文献 11 より改変）

けて VCA（virus capsid antigen）抗体，EA（early antigen）抗体，EBNA（EBV nuclear antigen）抗体の 3 種類がある．

VCA IgM は初感染急性期に検出されるが，乳幼児では検出されない場合があり注意が必要である．VCA IgG は回復期に上がり，その後，陽性が持続する．EA-IgM は急性期のほとんどの症例で検出されるが，検出期間が長いため回復期になっても陽性であることがあり，解釈に注意が必要である．EA-IgG は急性期の終わりから回復期に EBNA 抗体よりも早く検出され数か月の経過で陰性化し，その後再活性化に伴って再び検出されるようになる．EBNA 抗体は感染後数か月経過してから検出されるため，IM の急性期では陰性である．しかし，感染後は陽性が持続する．一つの抗体価のみで EBV 感染症の病態把握は困難であり，急性期と 4〜6 週後の回復期に複数回の検査を行うことで判断できるようになる[9]．

小児の IM の診断基準は定められており，成人に関してはこれに準じて臨床診断が行われることが多い（表 2）．発熱，扁桃炎，頸部リンパ節腫脹は急性扁桃炎や咽喉頭炎と重なる所見であり，初診時に IM を診断できるかは臨床医として重要である．

そこで，当科での 2012〜2021 年までの 10 年間の症例を検索し症状と所見に関して後方視的に検討した．IM が考えられ血清学的にウイルス感染を確認できた症例は 46 例で，当科受診までの病悩

期間は平均 11.5 日であった．これは一般的な上気道感染症が 5〜7 日で寛解傾向を示すことを考えると長期であり，鑑別点として有用と考えられた．原因ウイルスとしては 41 例（89.1％）で EBV 感染が認められた．臨床症状としては頸部リンパ節腫脹が 39 例（84.8％）でみられ，37 例（80.4％）で口蓋扁桃腫脹および白苔付着所見があり，さらに 23 例（50.0％）にアデノイドにも腫脹と白苔の付着がみられていた（表 3）．

2007〜2012 年に当科を受診した扁桃炎患者で，アデノイドの内視鏡所見を確認したところ，5 例（18.5％）で炎症所見がみられた．IM は扁桃炎と比較して明らかにアデノイドに炎症を認める確率が高かった（図 5）．

過去の報告では脾腫，口蓋点状出血，後頸部リンパ節腫脹，および腋窩リンパ節腫脹がある場合には IM の可能性が上がり，リンパ節腫脹がなければ有意に減少するとし，咽頭所見からの判別は難しいとされている[10]．一方，上記の自験例の結果からは，①10 日以上の有症状期間があり，②口蓋扁桃に加えてアデノイドにも腫脹と白苔を伴う症例は，IM を鑑別疾患として，血液検査（リンパ球割合と異型リンパ球数の測定）やウイルス抗体価測定を考慮してもよいかと考える．上咽頭や舌根の所見は耳鼻咽喉科・頭頸部外科の専門領域であり，有効な鑑別診断の所見として着目する余地があると考えられる．

表 3. 当科を受診した IM の 46 例
平均 10 日を超える長い病悩期間とともに口蓋扁桃に
加えてアデノイド腫脹も半数に認められていた

患者背景	
性別（男／女）	22／24
年齢（歳）	13〜48（平均 23.9±6.8）
病悩期間（日）	2〜60（平均 11.5±10.0）
検査所見	
血清学的抗体価*の上昇	EBV 41（89.1%），CMV 5（10.9%）
頸部リンパ節腫脹	39（84.8%）
口蓋扁桃腫脹・白苔	37（80.4%）
アデノイド腫脹・白苔	23（50.0%）
舌扁桃腫脹・白苔	13（28.3%）

＊：小児の診断基準に基づく判定

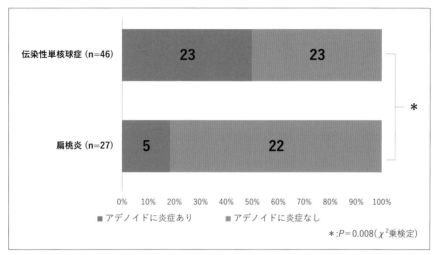

図 5. 伝染性単核球症と扁桃炎のアデノイドの炎症の有無の比較
伝染性単核球症 46 例のうち，アデノイドの炎症は 23 例（50.0%）に，扁桃炎では
27 例のうち 5 例（18.5%）に認められており，伝染性単核球症で明らかに多かった

3．治 療

IM に有効な治療薬はいまだなく対症療法が中心となる．IM の診断が得られる前に抗菌薬が使用される場合があるが，アンピシリン® を内服すると薬疹を認めることがあるため使用は避けるべきである．病状が悪化すると口蓋扁桃およびアデノイドの高度腫脹による気道狭窄や肝脾腫の増悪による脾破裂を生じる危険性があり，診察時には頭頸部のみならず身体診察を積極的に行い，異常の発見に努めたい．

まとめ

炎症および膿瘍性疾患においても診断は重要であり，患者の訴えや身体診察から得られる情報から必要な検査を選択し正確な診断に導く必要がある．本稿が患者に最良の治療を提供できるように皆様の日常診療の一助となれば幸いである．

参考文献

1）星川広史：頸部腫瘤の診断と治療　頸部良性腫瘍と頭頸部領域からのリンパ節転移を中心に．日耳鼻会報，**121**（11）：1361-1365, 2018.
   Summary 頸部腫瘤に関して疾患群ごとに小児と成人に分類してそれぞれの特徴をわかりやすく概説している．
2）Hidaka H, Kuriyama S, Yano H, et al：Precipitating factors in the pathogenesis of peritonsillar abscess and bacteriological significance of the *Streptococcus milleri* group. Eur J Clin Microbiol Infect Dis, **30**（4）：527-532, 2011.

3) 大堀純一郎：下極型扁桃周囲膿瘍. MB ENT, **157**：85-88, 2013.

4) 川畠雅樹, 馬越瑞夫, 松元隼人：下極型扁桃周囲膿瘍の臨床的特徴. 口咽科, **31**(2)：187-192, 2018.
   Summary 扁桃周囲膿瘍について述べられており, 喫煙歴, *Streptococcus milleri* による感染は膿瘍の形成にかかわっており, 膿瘍の存在部位が下極にある場合には重症化しやすいため重要であると述べられている.

5) Huang Z, Vintzileos W, Gordish-Dressman H, et al：Pediatric peritonsillar abscess：Outcomes and cost savings from using transcervical ultrasound. Laryngoscope, **127**(8)：1924-1929, 2017.
   Summary 救急外来において扁桃周囲膿瘍を疑う 78 人の小児患者に対して頸部エコーを用いて 1/3 の患者に膿瘍を指摘できた. CT を回避し, 穿刺排膿で治癒できる患者が多く, 頸部エコーは有用であったと結論づけている.

6) 日高浩史, 小澤大樹：深頸部膿瘍の病態と取り扱い. 耳展, **61**(4)：190-201, 2018.
   Summary 成人と小児の病態の違い, 重症化リスクとしての糖尿病の評価, 治療方針, 予後と嚥下障害合併のリスクに関して網羅的に概説されている.

7) 野崎千央, 鮎沢 衛, 不破一将：咽後膿瘍の鑑別を要した不全型川崎病 自験例および CT 所見報告例からの考察. 小児臨床, **73**(4)：477-481, 2020.

8) 宇都宮敏生, 八木正夫, 岩井 大ほか：気管切開術を要した深頸部膿瘍症例の検討 頭頸部外科, **26**(1)：13-17, 2016.
   Summary 頸部外切開による排膿術を施行した 27 例に関して, 膿瘍が舌骨上に留まっており, 喉頭浮腫がなく, CRP が 20 mg/dL 未満であれば気管切開を回避できる可能性があると言及している.

9) 多屋馨子：国立感染症研究所 伝染性単核症とは. IDWR 2003：23 号週. https://www.niid.go.jp/niid/ja/kansennnohanashi/444-im-intro.html
   Summary 伝染性単核球症に関して疫学, 病原体, 臨床症状, 病原診断, 治療・予防に分けて詳細に理解しやすく記載されている.

10) Cai X, Ebell MH, Haines L：Accuracy of Signs, Symptoms, and Hematologic Parameters for the Diagnosis of Infectious Mononucleosis：A Systematic Review and Meta-Analysis. Am Board Fam Med, **34**(6)：1141-1156, 2021.
   Summary 2020 年までに公開された伝染性単核球症に関する 1,187 論文のシステマテックレビューから, 17 論文を抽出し選択し, 病歴と身体診察を十分に評価したうえで, 脾腫, 口蓋点状出血, 後頸部リンパ節腫脹, 腋窩リンパ節腫脹のうち一つを呈する患者は伝染性単核球症の検査を行ってもよいと結論づけている.

11) 脇口 宏：ヘルペスウイルス感染症. Epstein-Barr ウイルス感染症. 白木和夫, 前川喜平（監）：539, 小児科学（第 2 版）. 医学書院, 2002.

MB ENT, 290：49-55, 2023

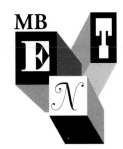

◆特集・大人と子どもの首の腫れ

頸部に生じる結核

宮丸　悟*

Abstract　肺, 肺門リンパ節以外への結核菌の感染を肺外結核と呼び, 胸膜に次いでリンパ節に多いとされる. リンパ節のうちの60%以上は頸部リンパ節に生じる. 頸部リンパ節結核の診断では, まずリンパ節からの穿刺吸引による結核菌検査(塗抹検査, 培養検査, PCR検査)を行う. 同時に病理組織学的検査(細胞診)を行うことで診断率が向上するため, 併用が望まれる. 発症早期の場合, 穿刺吸引法での診断率は低く, 診断がつかない場合は速やかにリンパ節生検を考慮する. 免疫学的検査(クォンティフェロン, T-SPOT)や画像検査も診断の一助となる. 治療は肺結核に準じて行い, 複数薬剤を長期間投与することで予後は良好である. 小児での頸部リンパ節結核は稀であり, 本邦からの報告は極めて少ない. 成人例と小児例で大きな違いはないと考えられる. 結核は感染症法の二類感染症に分類されており, 頸部リンパ節結核症例も診断後直ちに保健所への届け出が必要である.

Key words　頸部リンパ節結核(cervical tuberculous lymphadenitis), 結核菌検査(examination of *Mycobacterium tuberculosis*), 穿刺吸引細胞診(fine needle aspiration cytology), クォンティフェロン検査(QuantiFERON®), T-SPOT

はじめに

　結核は結核菌群(*Mycobacterium tuberculosis* complex)による感染症で, 空気中に浮遊した結核菌(*M. tuberculosis*)が肺胞に到達して感染が成立する. 肺胞に達した結核菌は好中球と肺胞マクロファージによって貪食されるが, 一部の菌は増殖を続けて初感染巣を形成する. また, 一部の結核菌を含んだマクロファージは, リンパ行性に肺門リンパ節にも病巣を形成する. 個体の免疫成立が不十分であると, リンパ行性, 血行性または管内性(経気道性)に肺外臓器にも病変を形成し, 肺外結核と呼ばれる. 肺外結核は胸膜に次いでリンパ節に多くみられ, リンパ節では頸部のリンパ節にもっとも多く生じる. 頸部リンパ節腫脹を主訴とする患者を診療する機会の多い我々耳鼻咽喉科医は, 頸部リンパ節結核への対応を理解しておく

ことが必要であると考えられる. 本稿では, 頸部リンパ節結核の診断・検査を中心にその特徴を述べる. 小児の頸部リンパ節結核は非常に稀であり, 小児に比較的多い非結核性抗酸菌による頸部リンパ節炎についても述べる.

結核の基礎知識

　本邦における結核は年々罹患率が低下し, 2021年の新登録結核患者数は11,519人(うち0〜14歳の小児は29人), 罹患率は人口10万対9.2となり, 初めて結核低蔓延国(10万対10以下)となった[1]. 他の先進国の水準に年々近づき, 近隣アジア諸国に比べても低い水準にある. 高齢者の発症が多くを占め, 70歳以上で全体の63.5%を占める. 医療職(看護師・保健師, 医師, その他の医療職)の全体に占める割合は19.6%であった. 外国籍の新規患者は増加傾向が続いており, 今後も注

* Miyamaru Satoru, 〒860-8556 熊本県熊本市中央区本荘1-1-1 熊本大学耳鼻咽喉科・頭頸部外科, 講師

意が必要と考えられている．肺外結核の新規患者数は3,106人（うち小児18人）で，結核全体の27％を占める結果であった．肺門・縦郭以外のリンパ節が659人（小児2人）と胸膜に次いで多く，頭頸部領域では他に，咽・喉頭28人（小児0人），耳6人（小児1人）であった[1]．

結核患者に濃厚接触した場合，30〜40％が結核菌に感染し，感染した人の5〜10％が結核を発症するとされている．発症までの期間は半年〜2年程度とされており，濃厚接触から2年間は発症の可能性があることになる．結核発症のリスクファクターとして，HIV感染，悪性腫瘍，免疫抑制薬の使用，糖尿病，血液透析などが知られている．HIV感染者では細胞性免疫の低下によって結核発症のリスクが高いとともに，肺外結核の頻度が高いことが指摘されている[2]．血液透析は結核発症のリスクを2〜25倍高めるとされ，注意が必要である[3]．その理由としては，血液透析による細胞性免疫の低下，糖尿病合併例の増加，透析センターが閉鎖空間であることなどが考えられている．透析患者における結核の特徴として，肺外結核が多いことや，喀痰検査陽性率が低いことが指摘されている．

本邦では，1951年の結核予防法の施行からBCGワクチンの接種が開始されており，現在は生後5〜8か月の期間に一度接種することになっている．BCGはヒトへの感染性をほとんどもたないウシ型結核菌を弱毒化したものであり，結核発病予防効果は51％，結核による死亡予防効果は71％で[4]，乳児に限定すると結核発病予防効果は74％，結核死亡予防効果は65％と報告されている[5]．ただし，BCGの効果は10年前後とされており，成人の結核予防についてはほとんど有効ではない．

頸部リンパ節結核

頸部リンパ節結核は，結核菌が肺門リンパ節や縦郭リンパ節からリンパ行性もしくは血行性に，または咽頭からリンパ行性に到達し発症すると考えられている[6]．肺結核が男性に多いのに比べて，頸部リンパ節結核は女性に多いとされ，若年者にもみられる．活動性の肺結核を有するものは約10％で，頸部腫瘤のみを症状とするものが多い[7]．大部分は片側性であり，鎖骨上窩，後頸三角部に多い．初期には孤立性，弾性硬で癒着も少なく圧痛もない．徐々に増大し，多発性となり，周囲と癒着するようになる．さらに進行すると膿瘍や皮膚の自潰を生じるようになる（図1）．病期は以下の5型に分類されている[8]．

Ⅰ：初期腫脹型（比較的柔らかく弾力性に富み，可動性のあるリンパ節を触知する）

Ⅱ：浸潤型（リンパ節周囲の炎症が著しく，可動性にかけ，時に腺塊を形成する）

Ⅲ：膿瘍型（リンパ節全体が膿瘍化し，潜在性の場合は皮膚の発赤と波動を認める）

Ⅳ：潰瘍・瘻孔型（弛緩型肉芽組織に囲まれた潰瘍，瘻孔を形成する）

Ⅴ：硬化型（リンパ節内の病巣が線維化，石灰化した状態）

診　断

診断の第一歩は詳細な問診である．結核既往の有無，結核感染者との接触の有無，BCG接種歴，HIV感染の有無，血液透析中，免疫抑制薬使用中，生物学的製剤使用中，悪性腫瘍治療中，糖尿病の有無，副腎皮質ホルモン剤使用中，高蔓延国出身者もしくは渡航歴があるかなどに注意する[7]．

診断は以下に述べる免疫学的検査，頸部リンパ節からの結核菌の証明（塗抹検査，培養検査，PCR検査），病理組織学的検査，画像検査から総合的に行う．Cantrellらは頸部リンパ節結核の診断基準として以下のうち3項目以上が該当することとしている[9]．① 頸部腫瘤，② ツベルクリン反応陽性，③ 病理組織で乾酪性肉芽の存在，④ 生検材料で抗酸菌の証明，⑤ 生検材料から培養で結核菌の証明，⑥ 抗結核薬による化学療法に反応する．②は現在は主にインターフェロンγ遊離抑制試験で代用される．

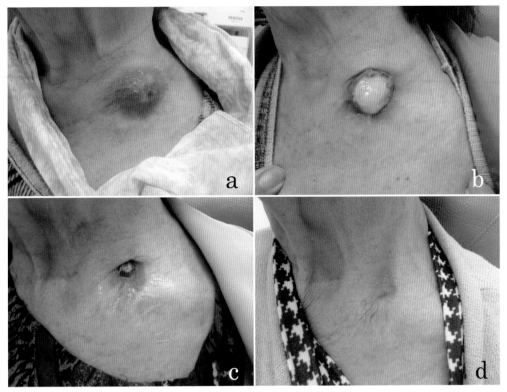

図 1. 頸部リンパ節結核症例の治療経過(83 歳，女性)
　　a：初診時(Ⅲ：膿瘍型)
　　b：治療開始直前(Ⅳ：潰瘍・瘻孔型)
　　c：治療後 4 か月
　　d：治療終了時
　　(文献 27 より引用)

検　査

1．免疫学的検査

1）ツベルクリン反応

　結核に対する免疫能の有無を遅延アレルギー反応で調べる．注射の 48 時間後に発赤の長径や硬結，二重発赤の有無を確認する．共通抗原をもつ結核菌以外の抗酸菌や BCG 接種に対しても反応するため，ツベルクリン反応が陽性であっても結核菌への感染を特定することはできず，結核患者との接触歴や BCG 接種歴なども合わせて判定する必要がある(BCG 接種は 1951 年から開始されているため，70 歳以上では接種歴がない場合が多い)．また，逆に血液透析時や免疫抑制状態などで偽陰性となることに注意が必要である．本邦では結核の診断において意義は低いとされているが，肉芽腫性病変として鑑別が必要なサルコイドーシスの診断基準においては，ツベルクリン反応の陰性所見が含まれており，サルコイドーシスを否定するという目的から検査を施行する意義はあるとの意見もある[10]．

2）インターフェロン γ 遊離試験(interferon-γ release assays：IGRAs)

　BCG 接種の影響を受けないなど，ツベルクリン反応検査の種々の弱点を解決した検査で，インターフェロン γ の検出法が異なる 2 種類の方法(クォンティフェロン：QFT と T-SPOT)がある．両検査ともその有効性はほぼ同等で感度，特異度ともに 90％以上とされているが，インターフェロン γ を産生する T リンパ球が抑制されているような免疫不全患者では，偽陰性の可能性も考慮しなければならない．活動性結核と潜在性結核(結核菌に感染しているが，発症してはおらず周囲への感染リスクもない)の区別ができないこと，既

感染と現感染の区別ができないこと，また，結核
感染が成立してから陽性を示すまでに8〜10週を
要することなどに注意が必要である．5歳未満の
小児ではIGRAsの感度が低いため，判定不能とな
ることが多く，ツベルクリン反応の実施が勧めら
れている．

2．結核菌検査

結核菌の検出方法には塗抹検査，培養検査，
PCR検査がある．

1）塗抹検査

検体標本を蛍光法やZiehl-Neelsen法にて鏡検
する．迅速に検査可能だが，陽性率は高くなく，
死菌や結核菌以外の抗酸菌も陽性となってしまう
ことに注意が必要である．喀痰中の抗酸菌の量は
ガフキー号数で表示するが，現在は−（陰性），1+
（少数），2+（中等数），3+（多数）の簡便な記載法
に改められている．

2）培養検査

検出率は塗抹検査よりも高く，菌種の鑑別・同
定や薬剤感受性試験も可能だが，結果が出るまで
に時間を要する（小川培地で4〜8週間，液体培地
で1〜2週間）．

3）PCR検査

培養検査に比べて迅速で感度が高い．非結核性
抗酸菌との区別も可能である．しかし，生菌・死
菌の区別ができず，偽陰性の可能性がある．

3．病理組織学的検査

採取した組織にて類上皮細胞肉芽腫とラングハ
ンス巨細胞，乾酪壊死を証明する．

頸部リンパ節結核における細菌検査としては，
まず穿刺吸引による方法を検討する．頸部リンパ
節結核では病巣内の結核菌数が少なく，結核菌検
出率は高くないとされているが，近年の本邦から
の報告[6)11)12)]では，穿刺吸引法による結核菌の陽性
率は塗抹が50%，培養が47.4〜66%，PCR検査
が61.1〜100%の結果であった．一方，穿刺吸引
による細胞診で同一標本内に類上皮細胞肉芽腫，
ラングハンス巨細胞，乾酪壊死のすべてが認めら
れる確率は40%とされており[13)]，病理検査のみで

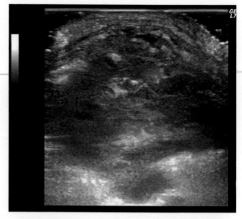

図2. 頸部リンパ節結核症例の超音波検
査所見
境界不明瞭で，リンパ節内部は乾酪壊死
を示唆する低エコー域を伴うモザイク状
となっている

の診断率は13.3〜40%と高くはない[6)11)12)]．しか
し，結核菌検査と病理組織学的検査を併用するこ
とによる診断率は82.4〜91%[11)14)15)]と報告され，
穿刺吸引による結核菌検査に細胞診を組み合わせ
ることは有用である．

頸部リンパ節結核では，リンパ節の壊死部分か
らの結核菌検査の陽性率が高く，Tachibanaら[16)]
はリンパ節の癒合や膿瘍形成がみられない初期の
段階では，穿刺吸引法での診断が難しく生検を要
したと報告している．穿刺吸引法と切開生検との
比較で，細菌培養の陽性率に大きな差はないが，
病理診断は穿刺吸引法の13.3〜40%に対して切
開法が91.7〜100%と診断率に大きな差があ
る[6)11)12)]．まずは穿刺吸引法による結核菌検査と病
理組織学的検査の併用を試み，特に初期腫脹型で
診断に至らない場合は早期にリンパ節生検を考慮
することが望まれる．外切開によるリンパ節生検
時には，生検後の瘻孔形成を生じさせないために
も，リンパ節摘出術が望ましいとされる[7)]．また，
リンパ節生検を施行する際には，周囲への感染リ
スクマネージメントも重要である．

4．画像検査

初期にはリンパ節構造を保ちながら腫脹するた
め特異的な所見はみられず，反応性リンパ節より
は球形，癌のリンパ節転移よりは扁平とされてい
る[17)]．進行してリンパ節内の乾酪壊死を生じると

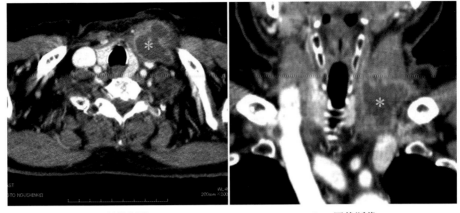

a．軸位断像 b．冠状断像

図3. 頸部リンパ節結核症例の頸部造影CT所見
リンパ節内部の濃度低下（＊）と辺縁の増強効果を認める

超音波検査で内部が低エコー域となり（図2），隣接するリンパ節同士が癒合する像がみられる．後方エコーが増強することも特徴といわれている[17]．造影CTでは内部の低濃度・造影不良域を伴い周囲がリング状に造影される所見を認める（図3）．感染初期には悪性リンパ腫，その後は癌のリンパ節転移との鑑別を要するが，画像検査だけでの鑑別は困難である．

鑑別疾患

頸部リンパ節腫脹を生じる良性および悪性疾患全般で，悪性腫瘍では転移性癌および悪性リンパ腫などが，良性疾患では急性化膿性リンパ節炎，組織球性壊死性リンパ節炎，伝染性単核球症，サルコイドーシス，キャッスルマン病，IgG4関連疾患，猫ひっかき病，トキソプラズマ症などが挙げられる．

治　療

治療は肺結核の治療に準じて行う．薬剤が主体であるが，膿瘍型，潰瘍・瘻孔型では外科療法も検討される．薬剤での治療は異なった系統で，感受性のある複数薬剤（通常3〜4剤）を併用することが必須である．リファンピシン（RFP）とイソニアジド（INH）を中心として，ピラジナミド（PZA），ストレプトマイシン（SM），エタンブトール（EB）が用いられる．標準的な初回治療としては，RFP＋INH＋PZA＋EBまたはSMの4剤

併用で2か月間治療後，RFP＋INHで4か月間の合計6か月治療する．副作用（肝障害など）でPZAが投与できない場合にはRFP＋INH＋EBまたはSMの3剤併用で2か月間治療後，RFP＋INHで7か月間の合計9か月治療する．ただし，再治療例や免疫低下を伴う合併症を有する例など，特定の条件がある場合には，いずれの方法でも治療期間を3か月間延長できる．中途中断することなく予定治療を完遂することがもっとも重要である．

薬剤の代表的な副作用はアレルギー反応，肝機能障害，末梢神経障害，視神経障害，聴神経障害などがある．

感染対策

結核は感染症法で二類感染症に分類されており，診断が確定した場合は直ちに保健所への届け出が必要である．

リンパ節結核は自潰していなければ基本的には感染性はないと考えてよいが，自潰した場合は結核菌の排菌症例となる．ガーゼなどで覆い直接触れないようにする．手術を行う際には空中に結核菌が飛散する可能性があり，感染予防策が必要となる．

小児例の特徴

本邦での小児の頸部リンパ節結核は非常に稀であり，渉猟し得る限りでは2例の報告があるのみである[18)19]．9歳男児と8歳女児でいずれも顎下リ

ンパ節に生じていた．2例とも結核菌は証明され
ず，摘出したリンパ節からの病理組織学検査で診
断に至っていた．1例は標準的な薬剤治療で治癒
し，1例はリンパ節の切除生検を行い，その後
INH のみ半年間投与し再発なく経過していた．

小児は成人に比べて肺外結核の割合が高く[20]，
肺外結核では頸部リンパ節がもっとも多いとされ
ている[21]が，結核低蔓延国からの小児の頸部リン
パ節結核の報告はほとんどない．カナダからの16
例の報告[22]では，多くが結核蔓延国出身者か旅行
者，もしくは親が外国籍であった．これまでの報
告では，診断や治療に関して小児と成人での大き
な差はみられていない[22)23]．

小児では非結核性抗酸菌による頸部リンパ節炎
が多く，以下にその特徴を述べる．

非結核性抗酸菌症

抗酸菌には結核菌と非定型抗酸菌とらい菌の3
群が存在する．非結核性抗酸菌症は8割以上を
Mycobacterium avium complex（MAC）が占める．
MAC は臨床像や治療法が同一である *M. avium*
と *M. intracellulare* をまとめて総称した分類であ
る．

非結核性抗酸菌の成人での主な感染臓器は肺で
あり，皮膚感染がそれに続き，リンパ節への感染
は稀とされている[24]．これに対して，小児の非結
核性抗酸菌症では，肺感染症は稀で，頸部リンパ
節を主とする表在リンパ節炎が多いとされてい
る[24]．成人では免疫不全を合併する例が多く，免
疫不全のない例は稀であるとされてきたが，肺に
おける非結核性抗酸菌症の人口10万人対罹患率
が2007年の5.74から2014年は14.7と2.5倍に
急増しており，今後は非結核性抗酸菌による頸部
リンパ節炎も増加する可能性があると懸念されて
いる[25]．

非結核性抗酸菌による頸部リンパ節炎は，全身
症状に乏しく，通常片側性（95％）で圧痛を伴わ
ず，リンパ節は比較的急速に増大し，時に自壊し
て有瘻性となる[26]．

治療は抗酸菌培養に併せて薬剤感受性検査を行
い，治療薬を検討することが重要である．菌種に
よって薬剤の効果が異なり，有用な薬剤の組み合
わせはなく外科的治療が勧められるものもあ
る[26]．非結核性抗酸菌は，結核と異なりヒト-ヒト
感染は起こさないため感染予防策は不要である．
小児の場合，抗結核薬を併用しても難治であるこ
とや薬剤の長期投与が困難なことから，外科的完
全切除が第一選択として推奨されている[24)26]．

引用文献

1）公益財団法人結核予防会結核研究所疫学情報セ
 ンター．https://jata-ekigaku.jp/
2）笠井大介，廣田和之，伊熊素子ほか：HIV 感染
 症患者に合併した結核に関する検討．日呼吸会
 誌，**4**：66-71, 2015.
3）安藤亮一：透析患者における結核の現状と問題
 点．結核，**86**：950-953, 2011.
4）Colditz GA, Brewer TF, Berkey CS, et al：
 Efficacy of BCG vaccine in the prevention of
 tuberculosis. Meta-analysis of the published
 literature. JAMA, **271**：698-702, 1994.
5）Colditz GA, Berkey CS, Mosteller F, et al：The
 efficacy of bacillus Calmette-Guerin vaccina-
 tion of newborns and infants in the prevention
 of tuberculosis—Meta-analyses of the pub-
 lished literature—. Pediatrics, **96**：29-35, 1995.
6）井口広義：耳鼻咽喉科診療における結核—頸部
 リンパ節結核を中心に—．耳鼻臨床，**108**：887-
 895, 2015.
 Summary 結核や耳鼻咽喉科領域の肺外結核
 についての基本的な内容や，頸部リンパ節結核
 について，自施設の症例と過去の報告を含めて
 まとめられている．
7）井口広義：頸部腫瘤の診断と治療—頸部リンパ
 節腫脹：頸部リンパ節結核，悪性リンパ腫，遠
 隔転移癌について—．日耳鼻会報，**122**：29-34,
 2019.
8）島田信勝，山本八州夫：淋巴腺結核症の虹波療
 法．外科，**9**：75-84, 1947.
9）Cantrell RW, Jensen JH, Reid D：Diagnosis and
 management of tuberculous cervical adenitis.
 Arch Otolaryngol, **101**：53-57, 1975.
10）間多祐輔，植木雄司，今野昭義：頸部リンパ節

結核の診断とその問題点. 日耳鼻会報, **115**：950-956, 2012.

11）鈴木健介，八木正夫，阪上智史ほか：頸部リンパ節結核 19 症例についての検討. 日耳鼻会報, **118**：643-650, 2015.

12）三橋拓之，千年俊一，前田明輝ほか：頸部リンパ節結核 29 症例の臨床的検討―診断における低侵襲な穿刺吸引法の位置づけ―. 日耳鼻会報, **115**：1037-1042, 2012.

13）草間　博，海老原善郎：結核症の細胞診　肉芽腫の細胞学的鑑別. 病理と臨床, **15**：425-428, 1997.

14）Baek CH, Kim SI, Ko YH, et al：Polymerase chain reaction detection of Mycobacterium tuberculosis from fine-needle aspirate for the diagnosis of cervical tuberculous lymphadenitis. Laryngoscope, **110**：30-34, 2000.

15）Asimacopoulos EP, Berry M, Garfield B, et al：The diagnostic efficacy of fine-needle aspiration using cytology and culture in tuberculous lymphadenitis. Int J Tuberc Lung Dis, **14**：93-98, 2010.

16）Tachibana T, Orita Y, Fujisawa M, et al：Factors that make it difficult to diagnose cervical tuberculous lymphadenitis. J Infect Chemother, **19**：1015-1020, 2013.

17）Khanna R, Sharma AD, Khanna S, et al：Usefulness of ultrasonography for the evaluation of cervical lymphadenopathy. World J Surg Oncol, **9**：29, 2011.

18）村井睦彦，橋本賢二，式守道夫ほか：小児の顎下部に初発した結核性リンパ節炎の 1 例. 小児口外, **3**：29-32, 1993.
　　Summary　8 歳女児の頸部リンパ節結核症例. 診断がつかずリンパ節摘出を行い，病理検査で診断. その後イソニアジド単剤を半年間内服した.

19）佐野大輔　金澤輝之：小児の頸部リンパ節結核と考えられた1例. 日口外誌, **66**：152-156, 2020.
　　Summary　9 歳男児の頸部リンパ節結核症例. 生検でも結核菌は証明されず，病理検査での診断となり，結核に準じた薬物療法で軽快した.

20）Ussery XT, Valway SE, McKenna M, et al：Epidemiology of tuberculosis among children in the United States：1985 to 1994. Pediatr Infect Dis J, **15**：697-704, 1996.

21）Marais BJ, Wright CA：Tuberculous lymphadenitis as a cause of persistent cervical lymphadenopathy in children from a tuberculosis-endemic area. Pediatr Infect Dis J, **25**：142-146, 2006.

22）Xu JJ, Peer S, Papsin BC, et al：Tuberculous lymphadenitis of the head and neck in Canadian children：Experience from a low-burden region. Int J Pediat Otorhinolaryngol, **91**：11-14, 2016.

23）Shah I, Dani S：Profile of tuberculous cervical lymphadenopathy in children. J Trop Pediatr, **63**：395-398, 2017.

24）樋口重典，福島一雄，森永信吾：左下顎部腫瘤の診断と治療に苦慮した非定型抗酸菌症の 1 例. 小児科臨床, **56**：2037-2040, 2003.

25）Namkoong H, Kurashima A, Morimoto K, et al：Epidemiology of pulmonary nontuberculous mycobacterial disease, Japan. Emerg Infect Dis, **22**：1116-1117, 2016.

26）Griffith DE, Aksamit T, Brown-Elliott BA, et al：An official ATS/IDSA statement：diagnosis, treatment, and prevention of nontuberculous mycobacterial diseases. Am J Respir Crit Care Med, **175**：367-416, 2007.

27）宮丸　悟，折田頼尚：疾患の概念と治療法―頸部腫瘤の治療に取り組む　炎症性リンパ節炎. JOHNS, **34**：1689-1692, 2018.

Monthly Book

ENTONI
エントーニ

2023年10月増大号
No.289

みみ・はな・のどの
"つまり" 対応

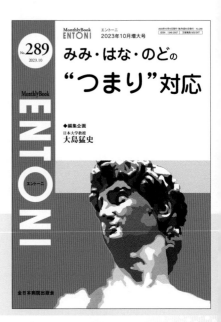

編集企画	大島猛史	B5判　152頁
	（日本大学教授）	定価 5,390 円（本体 4,900 円）

"つまり" という症状の原因は何なのか？

原因が多岐にわたるため診断の見極めが重要となる "つまり" について、見逃してはならない疾患も含め、どのように対応すべきかエキスパートにより解説！小児への対応・心理的アプローチ・漢方治療も取り入れ、充実した特集号です。

目次

Sample

詳しくはこちらから

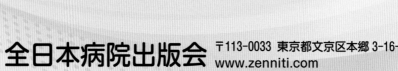
全日本病院出版会
www.zenniti.com
〒113-0033 東京都文京区本郷 3-16-4　Tel：03-5689-5989
Fax：03-5689-8030

MB ENT, 290：57–61, 2023

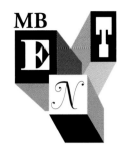

◆特集・大人と子どもの首の腫れ

悪性リンパ腫

高原　幹*

Abstract　頸部リンパ節腫脹をきたす疾患群において，悪性リンパ腫は必ず念頭に置かねばならない疾患である．最近の診断技術の進歩により，リンパ節生検前にある程度診断が絞り込まれ，亜型診断のため組織採取が行われる症例が増加しているように考えられる．また，治療に関しては，完全切除により経過観察あるいは術後治療強度の軽減が許容される亜型が存在し，耳鼻咽喉科・頭頸部外科医が治療の一翼を担う可能性もある．その意味でも，悪性リンパ腫の基本的な知識は身につけておくべきと考えられる．本稿では頭頸部領域の悪性リンパ腫について，臨床像，診断の流れ，亜型診断，治療，小児と成人の違いについて概説した．

Key words　悪性リンパ腫（malignant lymphoma），頸部リンパ節腫脹（swelling of the cervical lymph node），小児（child），成人（adult），びまん性大細胞型 B 細胞リンパ腫（diffuse large B-cell lymphoma）

初めに

悪性リンパ腫は，年間 10 万人あたり 30 人程度の発生と報告されており，年々増加傾向にある本邦の成人ではもっとも頻度の高い血液腫瘍である．大きくホジキンリンパ腫と非ホジキンリンパ腫に分かれ，さらに非ホジキンリンパ腫は，B 細胞性と T/NK 細胞性の二つに分類される．B 細胞性の非ホジキンリンパ腫がもっとも多く，その中でも最多の病理組織型はびまん性大細胞型 B 細胞リンパ腫（diffuse large B-cell lymphoma：DLBCL）である．頭頸部悪性リンパ腫は，主に頸部リンパ節や口蓋扁桃をはじめとしたワルダイエル咽頭輪，いわゆるリンパ組織に発生することが多いが，それ以外にも鼻腔，甲状腺，唾液腺などにも初発する．リンパ組織に発生する頭頸部リンパ腫は全体的な傾向と同様，DLBCL を主とする B 細胞性が多い．その一方，リンパ組織以外では鼻腔原発は節外性鼻型 NK/T 細胞リンパ腫の比率が高く，甲状腺や唾液腺は橋本病やシェーグレン症候群による慢性炎症巣を背景とした MALT（mucosa associated lymphoid tissue）リンパ腫の比率が高い．今回は頸部リンパ節における悪性リンパ腫に関して解説する．

頭頸部領域における悪性リンパ腫

頭頸部領域において，ホジキンリンパ腫であれば頸部リンパ節が初発部位であることが多く，非ホジキンリンパ腫であればワルダイエル咽頭輪，特に口蓋扁桃が冒される場合が多い．頸部リンパ節での初発は 5〜15％ と報告される[1]．組織型について以前の報告をまとめた結果では[2]，DLBCL が 61〜64％ と最多であり，節外性辺縁帯 B 細胞リンパ腫や MALT リンパ腫が 10〜12％，濾胞性リンパ腫が 8％ となっている．頸部リンパ節生検症例における悪性リンパ腫の割合は 16〜67％[3]〜[6] と報告されており，施設間での隔たりが大きい．ただし，近年の論文であればあるほどその割合は増加

*　Takahara Miki，〒 078-8510 北海道旭川市緑が丘東 2 条 1-1-1　旭川医科大学頭頸部癌先端的診断・治療学講座，特任准教授

表 1. リンパ節生検の検討報告のまとめ(1)

著者	報告年	症例数	良性	悪性	悪性リンパ腫
加知ら[3]	1993	38	15(39%)	23(61%)	6(16%)
浅川ら[4]	2003	92	31(34%)	61(66%)	36(39%)
若杉ら[5]	2014	114	42(37%)	72(63%)	61(54%)
赤羽ら[6]	2023	96	15(16%)	81(84%)	64(67%)

しており，診断技術の進歩により，より的確に悪性リンパ腫症例を術前診断し，生検に繋げていることが示唆される(表1)．

診　断(表2)

頸部腫脹を主訴とする患者が来院した場合，まず触診にて頸部リンパ節腫脹なのかどうか，次に硬さ，可動性，圧痛の有無を確認する．悪性リンパ腫の場合は通常弾性硬で周囲との癒着が少なく可動性があり圧痛のない場合が多い．次に頸部エコーを行う．頸部リンパ節での悪性リンパ腫のエコー所見として，大小様々な類円形のリンパ節門が不明瞭なリンパ節が集簇性に認められ，癒着，浸潤傾向が低く，境界も明瞭な場合が多い．内部性状もほぼ均一な低エコーを呈し，サイズが大きくなっても，内部壊死や節外浸潤がみられることは少ない[7]．順序が前後するが，上記検査にて悪性リンパ腫が疑わしい場合は，特に全身症状(発熱，体重減少，盗汗)の有無，既往症，メトトレキサート(methotrexate：MTX)などの服薬などの確認を再度行う．次に耳鼻咽喉科領域の内視鏡検査を行い，耳鼻咽喉科領域に原発となる腫瘍性病変がないか確認する．次に血液検査を行い，リンパ球数の割合，血清乳酸脱水素酵素(lactase dehydrogenase：LDH)や可溶性IL-2受容体(soluble interleukin-2 receptor：sIL-2R)の値を確認

する．特に，リンパ球の割合低下(23%以下)は独立した悪性リンパ腫の予測因子であるという報告もあり，注目すべき項目である[8]．sIL-2Rに関しては高値になればなるほどその診断率は高く，ROC曲線による検討にて1,050 IU/L以上であれば悪性リンパ腫を疑うべきと報告されている[8]．しかし，他の報告では2,000 IU/L以上[6]，または3,000 IU/L以上[5]で診断率が高いとの報告もあり，統一はされていない(表3)．さらにCTなど画像検査を行い，リンパ節腫脹の広がりや性状を確認する．基本的には超音波検査と同様に内部は均一で非浸潤性であることが多い．吸引細胞診に関しては，組織型までの判別は難しいが，感度，特異度ともに80%以上と高く，診断を絞るためにも必要な検査であると考える[8][9]．ただし，偽陰性もあるため，結果を鵜呑みにせず，他の検査も合わせ総合的に判断する．リンパ節生検の報告をまとめた結果においても[3]～[6][10]，半数以上で細胞診により悪性が疑われている(表3)．最終的には亜型診断のために生検が必要となるため，触診や画像検査を参考に生検するリンパ節の部位を決定する．生検に関しても，もっとも簡便で外来でも施行可能なコア針生検(core needle biopsy：CNB)から全身麻酔下でのリンパ節摘出術まで種々方法があり，患者の全身状態や病勢の進行などそれぞれの状況を見極めて選択する．CNBの有用性は多くの報告があるが[11]，フローサイトメトリー，遺伝子再構成，染色体検査など多くの検体量が必要な場合もあるため，確実性を求めるのであれば開放生検が必要であると考えている．

表 2. 診断の流れ

問診	全身症状(発熱，体重減少，盗汗)，既往症，メトトレキサートなどの服薬など
触診	弾性硬，癒着なく可動性良好，圧痛なし
超音波検査	類円形，リンパ節門不明瞭，集簇性，境界明瞭，内部均一
血液検査	リンパ球数の割合，血清乳酸脱水素酵素値，血清可溶性IL-2受容体値
内視鏡検査	咽喉頭に原発となる腫瘍性病変の有無を確認
細胞診	診断を絞り込める可能性が高い
生検	亜型診断に必須

表 3. リンパ節生検の検討報告のまとめ(2)

著者	報告年	悪性リンパ腫	sIL-2R(IU/L)	細胞診クラスⅢ以上	NHL
加知ら[3]	1993	6(16%)			6(100%)
浅川ら[4]	2003	36(39%)		3/7(43%)	22(61%)
足守ら[10]	2007	68		61/68(90%)	57(84%)
若杉ら[5]	2014	61(54%)	≧3,000	19/32(59%)	52(85%)
赤羽ら[6]	2023	64(67%)	≧2,000	19/30(63%)	52(81%)

(sIL-2R:可溶性 IL-2 受容体, NHL:非ホジキンリンパ腫)

悪性リンパ腫の病理学的亜型診断

悪性リンパ腫の診断, 並びに亜型分類は WHO 分類(2017)に従って行われる. これは病理組織形態学, 免疫形質発現や臨床病態だけではなく, 遺伝子・染色体異常を含めた分子生物学的所見も加味されており, 各々の疾患亜型を確実に診断することが重視されている. 実際には, NK/T 細胞性リンパ腫の亜型分類では, その特異な臨床所見により分類される場合が多いが, B 細胞性リンパ腫では各々の亜型において, 疾患を規定する染色体・遺伝子異常などが解明されているものが多い[2].

病理学的診断としては, HE 染色標本の観察が基本となるが, 前述した細分化された亜型診断を確定するためには, 腫瘍細胞の表面マーカーを検索し, その系統を把握する必要がある. B 細胞には CD20, T 細胞には CD3, NK 細胞には CD56 に対する抗体が一般的に使用されるが, 腫瘍ではその基本性質や分化の違いにより同定されない場合もあることに注意が必要である. 免疫形質の検索には二種類の方法があり, 一つは組織切片を用いての免疫組織化学的検索であるが, 生細胞を使用してフローサイトメトリーで検索する方法も存在する. 現在でも生検体でしか使用できない抗体も多く, フローサイトメトリー検査による表面抗原の検索は重要である. また, FISH(fluorescence in situ hybridization)法などによる染色体検査は切片における亜型診断に迷う場合の補助診断として極めて有用である. さらに, 遺伝子検索は Southern blot 法あるいは PCR(polymerase chain reaction)法による抗原受容体遺伝子のクロナリティー解析が有用であり, 免疫グロブリン重鎖・軽鎖遺伝子, あるいは T 細胞受容体遺伝子の遺伝子再構成検索が広く行われている[2]. これらの検査をすべて行うためには十分な組織量が必要であり, 当科では悪性リンパ腫の可能性が高いリンパ節生検術が予定された場合, 前もって血液内科の先生に連絡し, 手術室で直接検体をお渡しし, 必要十分量が採取されているか判断していただき, その後の検体処理をお願いしている.

治療

組織型として一番多い DLBCL では, 成人の場合, 限局期であれば R-CHOP(リツキシマブ, シクロホスファミド, ドキソルビシン, ビンクリスチン, プレドニゾロン)療法3コースと頸部への放射線治療, あるいは R-CHOP 療法6コースのどちらかが選択される. 進行期症例では R-CHOP 療法6コースが標準治療である. R-CHOP 療法は外来でも施行可能であり, 6割以上の症例に寛解が期待できることが報告されている[12]. 本亜型であれば治療は基本的に血液内科が行うため, 耳鼻咽喉科は創部の処置が終了したら一度終診となる場合が多い.

MALT リンパ腫は甲状腺や唾液腺などで我々が遭遇しやすい悪性リンパ腫の一つである. 2018 年の造血器腫瘍診療ガイドラインでは, 胃 MALT リンパ腫ではピロリ菌の除菌など治療方針が詳細に記載されているが, それ以外の部位では大規模な臨床試験がなく, 至適治療方針は確立されていないと言及されている[13]. 治療法として放射線治療, 外科的切除, 抗体療法を含めた化学療法が挙げられるが, 治療法にかかわらずその予後は良好で 10 年生存率は 80% とされている. 限局期の場合は外科的に完全切除が得られれば経過

観察も選択肢として考慮され，我々が担う役割は大きい．残存があれば局所への放射線治療が考慮されるが，症状がなければ経過観察も許容される．進行期であれば，腫瘍量や圧迫などによる症状を鑑み，リツキシマブ単剤あるいは併用の化学療法が選択される．

MTX は関節リウマチを中心とした自己免疫性疾患に対する免疫抑制薬として使用される．本剤内服患者に MTX 関連リンパ増殖性疾患（methotrexate-associated lymphoproliferative disorders：MTX-LPD）が出現することが知られている．発症年齢は 60〜70 歳が多く，その半数は節内病変であり，B 細胞由来の非ホジキンリンパ腫，特に DLBCL が多く，その約 40％は Epstein-Barr virus の再活性化と関連することが知られている．特筆すべきは，MTX の中止のみで 20〜70％の患者にて腫瘍が消失し，消失が認められなくても，DLBCL ではリツキシマブが有効であることが多く，MTX 非関連の DLBCL よりも予後が良好であることが報告されている[14]．

小児の悪性リンパ腫

小児の悪性リンパ腫は小児がんでは白血病，脳腫瘍に次いで多く，本順序は米国でも同様とされる[8]．ただし，本邦での年間発症数は非ホジキンリンパ腫では 100 例強，ホジキンリンパ腫では 20 例前後と比較的稀な疾患と考える．組織型は 8 割程度が非ホジキンリンパ腫であり，バーキットリンパ腫，DLBCL，リンパ芽球性リンパ腫などが多い[8]．

Citak ら[15]は，頸部リンパ節腫脹を主訴に 2007〜2009 年に来院した 16 歳以下の 282 例の小児を検討した．その結果，大部分が頸部リンパ節炎などの良性疾患であり，周囲との癒着，急激な増大，抗菌薬無効，悪性リンパ腫を思わせる全身症状などにてリンパ節生検を行った症例は 35 例であった．さらに，生検にて悪性リンパ腫と診断された患児は 8 例（2.8％：ホジキンリンパ腫 5 例，非ホジキンリンパ腫 3 例）に留まり，基本的には小

児の頸部リンパ節腫脹の診断は一般的な診察，血液検査，超音波検査などの画像検査にて決定すべきで，安易な生検は避けるべきと結論づけている．その一方，成人が大部分を占める本邦での 134 例の検討では[16]，炎症性疾患と診断したものは 109 例（81％）であり，38 例（28％）にリンパ節生検が行われ，転移性悪性腫瘍は 8 例，悪性リンパ腫は 17 例（13％：ホジキンリンパ腫 2 例，非ホジキンリンパ腫 15 例）であったと報告されている．このことから，成人に比較して，小児では頸部リンパ節腫脹に占める悪性リンパ腫の頻度は低いことが推測される．

治療においては，頻度の高い DLBCL やバーキットリンパ腫をまとめて成熟 B 細胞性リンパ腫として化学療法を中心に行う．病期（Murphy 分類），体内腫瘍量（手術所見または血清 LDH 値），浸潤部位（骨髄や中枢神経系）をもとにした層別化を行い，限局期で完全切除を達成できた例ではビンクリスチン，プレドニゾロン，ドキソルビシンに中等量のシクロホスファミドを加えた CHOP 類似の化学療法を 2 コース，完全切除が達成できなかった例では MTX の追加やコースの延長（3〜4 コース）が行われる[17]．小児の成熟 B 細胞性リンパ腫の治療では可能であれば外科的完全切除が望まれ，我々が果たす役割も大きく，成人との大きな違いとなる．

終わりに

小児と成人における悪性リンパ腫について解説した．現在の様々な診断ツールを駆使し，術前に悪性リンパ腫を絞り込み，亜型診断として生検に臨むのが理想であると考える．治療に関しては，化学療法など治療の主体は血液内科となるものの，年齢や亜型により完全切除が得られれば経過観察あるいは治療強度の軽減が得られる場合があり，我々耳鼻咽喉科・頭頸部外科医が治療の一翼を担う可能性は十分に考えられる．本稿が読者の日常臨床の一助となれば幸いである．

引用文献

1) 奥村隆司, 池田　恢：頭頸部領域における悪性リンパ腫. 皮膚, **34**(6)：797-800, 1992.
2) 田丸淳一, 川野竜太郎, 百瀬修二：「他領域からのトピックス」 悪性リンパ腫の病理. 日耳鼻会報, **112**(6)：465-473, 2009.
3) 加知賢次郎, 櫻井尚夫, 高山孝治ほか：頸部リンパ節摘出生検の臨床的検討. 耳展, **36**(2)：158-165, 1993.
4) 浅川剛志, 吉田晋也, 吉川琢磨ほか：当科における頸部リンパ節生検の検討. 日気管食道会報, **54**(1)：32-37, 2003.
5) 若杉哲郎, 三箇敏昭, 武永芙美子ほか：頸部リンパ節生検術114例の臨床的検討. 頭頸部外科, **24**(1)：101-107, 2014.
6) 赤羽邦彬, 春日井　滋, 望月文博ほか：頸部リンパ節生検96例の検討. 耳鼻臨床, **116**(4)：371-378, 2023.
7) 岩田政広, 笠木寛治, 河合直之：8章 リンパ節の超音波診断. 小西淳二(編)：118-137, 甲状腺・頸部の超音波診断　第3版. 金芳堂, 2012.
8) 川崎泰士, 和佐野浩一郎, 鈴木法臣ほか：悪性リンパ腫に対する頸部リンパ節生検の術前データの有用性について. 日耳鼻会報, **118**(3)：206-212, 2015.
　Summary　リンパ球の割合低下は独立した悪性リンパ腫の予測因子であり, 可溶性IL-2受容体に関してはROC曲線による検討にて1,050 IU/L以上であれば悪性リンパ腫を疑う.
9) 福家智仁, 富岡利文, 宮村朋孝ほか：悪性リンパ腫診断でのリンパ節吸引細胞診の有用性と限界. 耳鼻臨床, **100**(6)：463-465, 2007.
10) 足守直樹, 釣田美奈子, 山元理恵子ほか：悪性リンパ腫における穿刺吸引細胞診の検討. 耳鼻臨床, **100**(7)：569-574, 2007.
11) 山本圭佑, 大國　毅, 黒瀬　誠ほか：コア針生検(core needle biopsy：CNB)により診断し得た頭頸部悪性リンパ腫の検討. 耳鼻臨床, **112**(9)：609-617, 2019.
12) 永井宏和：悪性リンパ腫の標準療法と今後の展開. 医療, **74**(11-12)：467-471, 2020.
13) 永井宏和：日本血液学会造血器腫瘍診療ガイドライン2018版　リンパ腫. 臨血, **59**(10)：2146-2152, 2018.
14) 藤井隆夫：メトトレキサート診療ガイドライン2016改訂版の要点について. 臨リウマチ, **30**(1)：5-11, 2018.
15) Citak EC, Koku N, Demirci M, et al：A retrospective chart review of evaluation of the cervical lymphadenopathies in children. Auris Nasus Larynx, **38**(5)：618-621, 2011.
　Summary　頸部リンパ節腫脹を主訴とした16歳以下の282例の小児を検討した. その結果, リンパ節生検を行った症例は35例であり, 生検にて悪性リンパ腫と診断された患児は8例であった.
16) 内水浩貴, 小林俊樹, 森　恵莉ほか：過去5年間の頸部リンパ節腫脹に対する検討. 日耳鼻会報, **115**(5)：546-551, 2012.
　Summary　頸部リンパ節腫脹を主訴とした134例の検討結果では, 38例(28％)にリンパ節生検が行われ, 転移性悪性腫瘍は8例, 悪性リンパ腫は17例であった.
17) 関水匡大：AYA世代の造血器腫瘍の治療. 臨血, **59**(10)：2273-2283, 2018.

MB ENT, 290：62-75, 2023

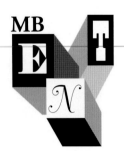

◆特集・大人と子どもの首の腫れ

MTX 関連リンパ増殖性疾患，IgG4 関連疾患，サルコイドーシス，アミロイドーシス

吉松誠芳*

Abstract 頸部腫脹をきたす稀な疾患として MTX 関連リンパ増殖性疾患，IgG4 関連疾患，サルコイドーシス，アミロイドーシスがある．なかでも MTX 関連リンパ増殖性疾患と IgG4 関連疾患は比較的新しい疾患概念である．主に頸部リンパ節，唾液腺（耳下腺，顎下腺），甲状腺に病変があった場合に頸部腫脹を主訴として耳鼻咽喉科を初診となることがあり，鑑別を要する．これらの疾患の共通点として頭頸部領域にのみ病変が限局することもあれば，全身性病変の一部として頭頸部領域に病変を認めることもある．そのため，これらの疾患が疑われた場合には全身性病変の可能性に留意し，全身精査および専門診療科への相談が必須となる．診断には病変部位の病理組織検査が望ましい．治療法は疾患によっても様々であるが，これら 4 つの疾患による頭頸部病変はいまだ報告例が少ないため，治療法が確立していないものもあり，今後の症例の蓄積が望まれる．

Key words MTX リンパ増殖性疾患（MTX-associated lymphoproliferative disorders：MTX-LPD），IgG4 関連疾患（IgG4-related disease：IgG4-RD），サルコイドーシス（sarcoidosis），アミロイドーシス（amyloidosis），頸部腫脹（neck swelling）

はじめに

頸部腫脹をきたす稀な疾患として MTX 関連リンパ増殖性疾患，IgG4 関連疾患，サルコイドーシス，アミロイドーシスがある．主に頸部リンパ節，唾液腺（耳下腺，顎下腺），甲状腺に病変があった場合に頸部腫脹を主訴として耳鼻咽喉科初診となることがある．本稿ではこれら 4 つの疾患の概要を解説するとともに，それぞれの疾患における頸部リンパ節，唾液腺，甲状腺の病変の特徴，診断および治療に関して述べる．

MTX 関連リンパ増殖性疾患

1．MTX 関連リンパ増殖性疾患とは

メトトレキサート（MTX）は 1999 年に本邦で承認されて以降，関節リウマチ（RA）治療の中心的な役割を担っている．MTX 関連リンパ増殖性疾患（MTX-associated lymphoproliferative disorders：MTX-LPD）は MTX を投与中に発症するリンパ増殖性疾患で，リンパ球が正常反応を超えて過剰に増殖した結果，リンパ節病変や節外臓器病変などをきたした状態を示す．病理組織学的には悪性リンパ腫と診断できるような腫瘍性のものに限らず，反応性か腫瘍性か判断できないリンパ腫様病変のものも含まれる．

2．疫 学

本邦における粗罹患率は 0.07/100 観察人年[1]であり，発症年齢の中央値は 67 歳で，MTX-LPD 発症者の 75% を 60 歳以上が占める．また，RA 長期罹患例ほど発症率が高く，MTX-LPD 発症者の 75% 以上が RA 罹患期間 6 年以上であった．さら

* Yoshimatsu Masayoshi，〒 890-8544 鹿児島県鹿児島市桜ヶ丘 8-35-1 鹿児島大学大学院医歯学総合研究科耳鼻咽喉科・頭頸部外科学分野，助教

に MTX の内服期間に関しても，MTX-LPD 発症者の 75％以上が 3 年以上の長期内服例であった[2]．

3．臨床症状と徴候

臨床症状として B 症状（発熱，寝汗，体重減少），リンパ節病変と多彩な臓器に節外病変を認める．報告によっても様々だが，Takada らは 232 例の MTX-LPD 患者においてリンパ節病変のみが約 50％，節外臓器病変のみが約 20％，リンパ節病変と節外臓器病変を両方認めた症例が約 30％と報告している[2]．節外臓器病変として，耳鼻咽喉科領域では歯肉[3]，口蓋扁桃[4]，副鼻腔[5]なども報告されており，全身性病変では肺・消化管・骨髄・皮膚・肝臓などがある．

4．頸部リンパ節病変

頸部リンパ節腫脹は単発[6]，複数[5]どちらの報告もあり，圧痛を伴うものもある[5]．造影 CT 検査では内部壊死を伴う症例も報告されているが[6]，多くは均一な造影効果を示す[5]．

5．耳下腺病変

本邦で耳下腺腫瘍としての MTX-LPD 例は渉猟し得た限りで 10 例であった[7]~[10]．腫瘍径は 2～6 cm であり，圧痛を伴う症例もあった[8]．初診時に顔面神経麻痺を伴っていた症例が 2 例あり[8][9]，ともに圧痛を認めていた．画像検査では造影 CT 検査や MRI 検査にて境界明瞭で内部均一なもの[10]から境界不明瞭で内部に低吸収域を含むもの[8]まで様々であった．また，耳下腺 MTX-LPD の特徴として，全身性病変を伴わない耳下腺単独病変が 10 例中 8 例と多数を占めた．

6．甲状腺病変

本邦で甲状腺腫瘍としての MTX-LPD 例は 2 例[11][12]であった．1 例は片葉に単発結節として認め[11]，もう 1 例では両葉に多発腫瘤を認め[12]，造影 CT 検査ではともに境界不明瞭な低吸収域を示した．また，2 例とも甲状腺以外に頸部リンパ節腫脹や節外臓器病変が多発していた．

7．病理組織学的分類

病理組織学的分類において MTX-LPD は以下の 4 つに大別される．① 反応性濾胞過形成，② 多形性 LPD，③ 単形性 LPD，④ 古典的 Hodgkin リンパ腫型 LPD である．いわゆる悪性リンパ腫は単形性 LPD と古典的 Hodgkin リンパ腫型 LPD が該当し，単形性 LPD にはさらに B 細胞型と T 細胞型に分類される．単形性 B 細胞 LPD が MTX-LPD 全体の約半数を占めるとされており，その大半がびまん性大細胞型 B 細胞リンパ腫（DLBCL）である．次いで古典的 Hodgkin リンパ腫が約 10～15％を占める[13]．

8．自然消退

MTX-LPD の特徴として MTX の投与中止によって病変が自然消退する症例があることが知られている．自然消退率は 22.9～67％と報告によって様々である[13]~[15]．また，自然消退までの期間は MTX 中止後 2～4 週以内で約 90％の症例で完全消退もしくは部分消退が確認されている[15][16]．しかし，自然消退したとしても，約 20％の症例で再発を認めるとされている．2/3 の症例が自然消退後 2 年以内に再発したと報告されており[17]，自然消退後も厳重な経過観察が必要となる．

9．診断と治療

検査および治療方針の決定には血液内科医やリウマチ医と密に連携をとる必要がある．頭頸部病変の評価には頸部超音波検査や CT・MRI 検査を行う．その他の節外臓器病変や全身性のリンパ節腫脹の確認および病期診断のため FDG-PET/CT 検査も有用である．

血液検査では可溶性 IL-2 受容体（sIL-2R），LDH，末梢血リンパ球数の測定を行う．特に再発時には末梢血リンパ球数の減少，sIL-2R の上昇を認めることが報告されているため[17]，自然消退後のフォローアップにも有用な可能性が示唆されている．

MTX-LPD の確定診断のためには病変部位の生検が必須となる．針生検（core needle biopsy：CNB）や穿刺吸引細胞診（fine needle aspiration cytology：FNAC）ではフローサイトメトリーなどに用いる検体量が得にくいため，組織生検が望ましい．実際に本邦で報告された頸部リンパ節，

表 1. IgG4 関連疾患包括診断基準

項目 1：臨床的及び画像的診断	単一※または複数臓器に特徴的なびまん性あるいは限局性腫大，腫瘤，結節，肥厚性病変を認める
項目 2：血清学的診断	高 IgG4 血症（135 mg/dL 以上）を認める
項目 3：病理学的診断	以下の 3 項目中 2 つを満たす ① 著明なリンパ球・形質細胞の浸潤と線維化を認める ② IgG4 陽性形質細胞浸潤：IgG4/IgG 陽性細胞比 40％以上かつ IgG4 陽性形質細胞が 10/HPF を超える ③ 特徴的な線維化，特に花筵様線維化あるいは閉塞性静脈炎のいずれかを認める
確診群　（definite）：項目 1＋2＋3 を満たすもの 準確診群（probable）：項目 1＋3 を満たすもの 確診群　（possible）：項目 1＋2 を満たすもの	

※リンパ節が単独病変の場合は除く

（文献 21 を参照して作成）

表 2. IgG4 関連涙腺・唾液腺炎（ミクリッツ病）臓器別診断基準

項目 1：臨床的及び画像診断	涙腺，耳下腺あるいは顎下腺の腫脹を持続性（3 か月以上）に認める 　a．対称性，2 ペア以上 　b．1 箇所以上
項目 2：血清学的診断	高 IgG4 血症（135 mg/dL 以上）を認める
項目 3：病理学的診断	涙腺あるいは唾液腺生検組織※に著明な IgG4 陽性形質細胞浸潤（IgG4/IgG 陽性細胞比 40％以上かつ IgG4 陽性形質細胞が 10/HPF を超える）を認める
確診群（definite）：項目 1a＋2 または 3 を満たすもの，項目 1b＋2＋3 を満たすもの	

※生検組織には小唾液腺を含む

（文献 22 より一部改変・転載）

甲状腺，耳下腺の MTX-LPD 例では FNAC のみで確定診断に至ったものはなかった．

治療としてはリウマチ医に相談のうえ，MTX の中止を行う．完全消退した場合には再発しないか厳重に経過観察を行う．部分消退した場合に病勢が安定している場合には経過観察も考慮されるが，自然消退しない場合に加えて，完全消退後の再発や部分消退後の再燃の場合にはそれぞれの病理組織学的亜型に対応した化学療法を行う．

10. 最新の知見

そもそも，RA 患者における LPD の標準化罹患比は 2.0～5.5 倍とされており[18]，その発症には老化や治療薬による免疫抑制状態など多因子が関与していると最近では考えられている．なかでもLPD に関連する治療薬としては MTX 以外にもカルシニューリン阻害薬（タクロリムスなど）や TNF 阻害薬の報告がある[19]．RA 患者において LPD を疑う所見があった際には MTX 以外の薬剤も原因になり得ることを念頭に置く必要がある．

IgG4 関連疾患

1. IgG4 関連疾患とは

IgG4 関連疾患（IgG4-related disease：IgG4-RD）は同時性あるいは異時性に全身諸臓器に腫大，腫瘤，肥厚性病変をきたし，それらによる閉塞や圧迫により，様々な臓器機能障害を引き起こす原因不明の慢性炎症性疾患である．この疾患の特徴は，血清 IgG4 高値のみならず，病変部位の病理組織検査にて多数のリンパ球および IgG4 陽性形質細胞の浸潤，特徴的な線維化（花筵状線維化），閉塞性静脈炎を認めることである[20]．これまで別の病名として認識されていた疾患が共通の組織像を認めることが明らかになった．

2. 病変部位

IgG4-RD の臓器病変には涙腺・唾液腺，眼窩，消化器，呼吸器，腎・尿路，後腹膜，甲状腺，前立腺，中枢神経，リンパ節などがある．

3. 診断基準

IgG4 関連疾患包括診断基準（表 1）[21]と IgG4 関

表 3. IgG4 関連甲状腺疾患臓器別診断基準

項目 1：臨床的診断	甲状腺腫大
項目 2：画像的診断	甲状腺超音波検査で低エコー領域
項目 3：血清学的診断	高 IgG4 血症(135 mg/dL 以上)を認める
項目 4：甲状腺病変の病理学的診断	a．著明なリンパ球・形質細胞の浸潤と線維化 b．IgG4/IgG 陽性細胞比 30％以上かつ IgG4 陽性形質細胞が 20/HPF を超える
項目 5：他臓器病変の病理学的診断	他臓器における著明なリンパ球・形質細胞の浸潤と線維化 (IgG4/IgG 陽性細胞比 40％以上，あるいは IgG4 陽性形質細胞が 10/HPF を超える)

確診群　　(definite)：項目 1+2+3+4(a+b)を満たすもの
準確診群(probable)：項目 1+2+3+5 を満たすもの
確診群　　(possible)：項目 1+2+3 を満たすもの

(文献 23 より一部改変・転載)

連疾患臓器別診断基準を併用することで IgG4-RD をできるだけ容易に確定診断することが可能となっている．耳鼻咽喉科領域では IgG4 関連涙腺・唾液腺炎(ミクリッツ病)の臓器別診断基準(表 2)[22]がすでに公表されており，IgG4 関連甲状腺疾患では臓器別診断基準案(表 3)[23]が示されている．

4．IgG4 関連ミクリッツ病

ミクリッツ病は 1892 年に Mikulicz によって無痛性かつ両側対称性の涙腺，耳下腺，顎下腺腫脹の症例として報告された疾患である[24]．その後，2004 年にミクリッツ病患者では血清 IgG4 値が高値であることが示され[25]，ミクリッツ病が IgG4-RD の一つであると考えられるようになった．同様に片側または両側性の硬性，無痛性顎下腺腫脹を示す慢性硬化性唾液腺炎(キュットナー腫瘍)も 2005 年に IgG4-RD であることが報告された[26]．

IgG4 関連ミクリッツ病の唾液腺腫脹は疼痛を伴わず，硬く触れる．男女比はほぼ同一で，3/4 は 60 歳以上の高齢者で全体の 97％は 40 歳以上である[27]．臨床症状としては口渇感やドライアイを伴う[28]．また，半数以上の症例で嗅覚障害を認め[29]，鼻症状を初発とした IgG4 関連ミクリッツ病も報告されている[30]．また，自己免疫性膵炎(21％)，後腹膜病変(17％)などを合併することが知さられており[31]，全身性病変の合併を念頭に置くべきである．

画像検査として CT 検査や MRI 検査は局所および全身性病変の評価に用いられ，FDG-PET/CT 検査(保険適用外)では活動性病変の評価が可能である．また，頸部超音波検査では腫脹した唾液腺の内部に結節状，網状低エコー域を認める[32]．

IgG4 関連ミクリッツ病の確定診断には両側対称性の涙腺・唾液腺の 2 ペア以上の持続性腫脹と血清 IgG4 高値(135 mg/dL 以上)が必要となる(表 2)．この 2 項目でも確定診断が可能であるが，悪性腫瘍や類縁疾患の除外のためにも組織生検が望まれる．特に顎下腺に病変を認めることが多いため，顎下腺の組織生検が行われる[31]．より簡便な方法として小唾液腺生検があるが，約 4 割の症例で IgG4-RD の特徴的な所見が得られないと報告されている[33]．一方，高野は CNB を推奨しており，悪性リンパ腫の除外および IgG4 関連ミクリッツ病の確定診断が 7～8 割で可能であると述べている[23]．

治療の主体は副腎皮質ステロイド製剤の投与である．単一臓器病変で無症候の場合には，無治療で慎重な経過観察が可能である．複数臓器に病変を認める場合や唾液腺・涙腺に限局していても症状が高度であれば，プレドニゾロン中等量(0.5～0.6 mg/kg/日)より開始し，症状に応じて漸減維持していく．血清 IgG4 値は副腎皮質ステロイド製剤を休止した後の再燃の際には上昇を認めるものの，病勢や治療効果を反映するわけではないとされている[27]．

5．IgG4 関連甲状腺疾患

甲状腺疾患に関しても別の疾患の一部が IgG4-RD であることが示されている．

1 つ目は Riedel 甲状腺炎である．非常に稀な甲状腺炎症性疾患で甲状腺全体もしくは部分的な線

維化および濾胞構造の破壊と炎症性細胞浸潤を伴い，しばしば甲状腺被膜を超えて気管や前頸筋などの周囲組織へも波及する．ほとんどの症例で頸部腫脹を認め，頸部痛，呼吸苦，嚥下障害をきたすこともある．以前から線維性縦隔炎，後腹膜線維症など現在 IgG4-RD と考えられている全身性病変を合併することが知られており[34)35)]，Riedel 甲状腺炎の組織内に IgG4 陽性形質細胞を認めたことから[36)]，IgG4 関連甲状腺疾患の一つであることが示された．しかし，Riedel 甲状腺炎のすべてが IgG4-RD であるかどうかは未だに不明である．

2つ目は橋本病である．橋本病の中で形質細胞やリンパ球の浸潤に加えて甲状腺濾胞の消失を伴う強い線維化を示す橋本病線維亜型が 1974 年に Katz らにより報告された[37)]．その後，2009 年に橋本病の一部の症例で IgG4 陽性形質細胞を認めたという報告がされた[38)]．Jokisch ら[39)]は手術加療を行った橋本病 191 例中 24 例が IgG4 関連橋本病であったと報告している．また，橋本病線維亜型とIgG4 関連橋本病との関連性について検討しており，これらは完全に一致するものではないとしている．

3つ目にバセドウ病である．赤水らはバセドウ病患者 109 人のうち 7 人で血清 IgG4 高値を認めたと報告している[40)]．また，バセドウ病の手術症例で IgG4 陽性形質細胞浸潤を認めたとの報告もあり[41)]，バセドウ病の一部に IgG4 関連甲状腺疾患が存在することが示唆された．

現在はこれら 3 つの甲状腺疾患の一部が IgG4 関連甲状腺疾患と考えられている．共通点として，IgG4 関連甲状腺疾患では頸部超音波検査にて甲状腺内に無エコーから顕著な低エコーを呈する領域をびまん性もしくは領域性に認めることが多い．

治療法は確立したものはなく，副腎皮質ステロイド製剤による効果も限定的と報告されている[42)]．Riedel 甲状腺炎と橋本病線維亜型はともに高度な頸部腫脹や気道圧迫症状を示す症例があるため，外科的切除を要する症例も少なくない[34)39)]．そも

そも血清 IgG4 高値を認め，IgG4 関連甲状腺疾患が疑われる症例に対する手術加療を行った症例自体が非常に少なく[43)]，今後の症例の蓄積が求められる．

6．IgG4 関連リンパ節症

IgG4 関連リンパ節症は限局性もしくは全身性に無痛性のリンパ節腫脹をきたすが，臓器病変を伴わないリンパ節病変単独での発症は稀である[44)]．実際に IgG4 関連ミクリッツ病の約 75% の症例で CT 検査にて頸部リンパ節腫脹を認めるとされる[45)]．頸部リンパ節腫脹は顎下部や上内深頸領域に多く[45)46)]，大きさは 1〜3.5 cm 程度である[44)47)]．

IgG4 関連リンパ節症では IgG4-RD の特徴である花筵状線維化と閉塞性静脈炎はほとんどみられず[47)]，特異的な病理所見はないため，他疾患との鑑別が困難な場合がある．また，他の臓器病変と異なり，非常に多彩な組織像を示し，現在では 5 つの組織型に分類されている．表 1 にもあるようにリンパ節病変単独の場合，IgG4-RD の確定診断は困難である．ただし，頸部リンパ節病変のみで IgG4 の免疫染色にて診断基準を満たした症例の約半数が経過観察中に節外臓器病変を発症したという報告もあることから[46)]，確定診断に至らなかったとしても定期的な経過観察が必要である．

7．小児 IgG4-RD

小児例の IgG4-RD は稀である．成人では涙腺・唾液腺，膵臓，胆管，腎臓に病変を伴うことが多いが，小児では外眼筋や眼窩内容物の病変による眼症状がもっとも多いとされ，リンパ節病変や唾液腺病変の報告は少ない[48)]．耳鼻咽喉科領域に限定した小児 IgG4-RD の特徴は未だ不明である．

サルコイドーシス

1．サルコイドーシスとは

サルコイドーシスは同時性あるいは異時性に全身諸臓器に乾酪壊死を伴わない類上皮細胞肉芽腫を認める原因不明の疾患である．肺，心臓，眼，皮膚，神経，肝臓，脾臓，消化管，腎臓，骨，筋，

表 4. サルコイドーシス　診断基準

A．臨床症状	呼吸器，眼，皮膚，心臓，神経を主とする全身のいずれかの臓器の臨床症状や所見，あるいは臓器非特異的全身症状
B．特徴的検査所見	1．両側肺門縦隔リンパ節腫脹（BHL） 2．血清アンジオテンシン変換酵素（ACE）活性高値または血清リゾチーム値高値 3．血清可溶性インターロイキン-2 受容体（sIL-2R）高値 4．^{67}Ga シンチグラフィーまたは FDG-PET/CT における著明な集積所見 5．気管支肺胞洗浄液のリンパ球比率上昇または CD4/8 比の上昇
C．臓器病変を強く示唆する所見	1．呼吸器病変，2．眼病変，3．心臓病変のそれぞれに代表的な臨床所見
D．鑑別診断（頭頸部疾患に限定）	悪性リンパ腫を含む悪性腫瘍，リンパ増殖性疾患，IgG4 関連疾患，アミロイドーシス，菊池病，多発血管炎性肉芽腫 結核，非結核性抗酸菌症，トキソプラズマ症，真菌症，猫ひっかき病，ブルセラ症 悪性リンパ腫や固形癌に伴うサルコイド反応
E．病理学的所見	いずれかの臓器の組織生検にて，乾酪壊死を伴わない類上皮細胞肉芽腫が認められる

＜診断カテゴリー＞
・組織診断群：A，B，C のいずれかで 1 項目以上を満たし，D の疾患を除外し，E の所見がえられているもの．
・臨床診断群：A のうち 1 項目以上＋B の 5 項目中 2 項目＋C の呼吸器，眼，心臓 3 項目中 2 項目を満たし，D の疾患を除外し，E の所見がえられていないもの．

（文献 49 より参照，一部改変）

関節，生殖器など全身のあらゆる臓器に病変を認め，多彩な症状を呈し，その臨床経過についても自然軽快，増悪があり，多様である．耳鼻咽喉科領域では鼻腔や喉頭などに病変を認めることもある[49]．

2．疫　学

本邦における罹患率は 10 万人あたり 1.01 人であり，女性に多い疾患である．発症年齢は 2 峰性分布を示し，25〜34 歳までと 60 歳台にピークが認められているが，小児から高齢者まであらゆる年齢で発症し得る[50]．小児の発症頻度は成人の 1/10 である[51]．

3．病変部位

2004 年にサルコイドーシスと診断され，難病認定された 1,027 人の疫学調査によると，両側肺門縦隔リンパ節腫脹（bilateral hilar lymphadenopathy：BHL）が最多（75.8%）で，眼病変（54.8%），皮膚病変（35.4%），心臓病変（23.0%）と続く．15.2% でリンパ節病変を認め，3.1% で耳下腺病変を認めている[50]．一方，小児例におけるリンパ節腫脹の頻度は 29〜39% と報告されており，成人よりも多い[51]．

4．診断基準

診断基準には 5 項目ある（表 4）[49]．A は臨床症状であり，全身のいずれかの臓器の臨床症状や所見が含まれる．B は特徴的検査所見であり画像検査や血液検査，気管支鏡検査による．C は臓器病変を強く示唆する臨床所見で呼吸器，眼，心臓病変のそれぞれに代表的な臨床所見を満たす場合に陽性となる．D は鑑別診断で悪性疾患や多発血管炎性肉芽腫などの全身性疾患，結核などの感染症の除外が必要となる．なぜなら類上皮細胞肉芽腫は結核やトキソプラズマ症などの感染症や多発血管炎性肉芽腫などでも認められるからである[52]．また，固形癌や悪性リンパ腫などの場合，所属リンパ節などに類上皮細胞肉芽腫の形成を生じることがあり，サルコイド反応といわれている[53]．これらの疾患との鑑別は他の臨床所見と合わせて行う必要がある．特に，頭頸部のみを病変とした場合に鑑別すべき疾患として IgG4-RD やアミロイドーシス，MTX-LPD 以外に菊池病や猫ひっかき病などが挙げられる（表 4）[54]．E 項目は病理学的所見である．確定診断には A，B，C のいずれかで 1 項目以上を満たし，D の疾患が除外され，E としていずれかの臓器の組織検査による乾酪壊死を伴わない類上皮細胞肉芽腫の証明が必要となる[49]．

5．頸部リンパ節病変

サルコイドーシスでは頸部リンパ節腫脹を認めることがしばしばあるが，頸部リンパ節病変単独

の場合は稀であり，全身症状の一つであることが多い[55]．リンパ節腫脹は疼痛を伴うこともあり[56][57]，硬く，可動性良好な場合が多い．片側性，両側性どちらの報告もあり，基本的には多発する．サイズは1～2 cm のものから，5 cm 程度の大きさの報告もある[54][56][58]．画像検査では造影CT検査にて辺縁平滑，境界明瞭で内部均一な多発性リンパ節腫脹として認め，壊死は稀である[59]．頸部超音波検査では頸部リンパ節病変にリンパ門構造が温存される場合がある[58]．Rizzato らは頸部リンパ節生検組織において非乾酪性の類上皮細胞肉芽腫を認めた43例に対して経過観察したところ，33例で平均5年の経過後に肺などの他臓器に病変が出現して，サルコイドーシスと診断し得たと報告しており，全身性病変の異時性出現に注意を要する[60]．

6．唾液腺病変

唾液腺サルコイドーシスはサルコイドーシス患者の6％に認める．小児例は比較的稀である[51]．耳下腺に認めることが多いとされ，無痛性の耳下腺腫脹を呈する．腫脹は両側性，片側性ともに報告されており，腫脹を伴わない場合もある．小唾液腺にも病変を認めることが多く，小唾液腺生検で唾液腺サルコイドーシス患者の58％が診断可能であったと報告されているが[61]，必要に応じて耳下腺開放生検も考慮すべきである．また，耳下腺腫脹，顔面神経麻痺，ぶどう膜炎の三主徴に発熱を伴うサルコイドーシスの一亜型として Heerfordt 症候群が知られている．ほとんどの症例でこれらの症状が異時性に発生することが報告されており，経過観察が必要である[62]．

7．甲状腺病変

甲状腺サルコイドーシスは稀な疾患で，本邦では渉猟し得る限りで11例に過ぎない[63]．女性に多く，甲状腺腫大や頸部腫瘤として自覚されることもあれば，無症状で画像検査にて偶発的に甲状腺腫瘤が発見される症例もある．そもそも，サルコイドーシス患者では免疫異常を背景として，橋本病やバセドウ病の合併頻度が高いといわれてい

る[64]．本邦で報告されている甲状腺サルコイドーシス症例においても橋本病やバセドウ病を合併した症例の他，腺腫様甲状腺腫や乳頭癌，濾胞癌を合併している症例もあった[63][65]．甲状腺超音波検査では肉芽腫形成を反映して1～3 cm 大の結節影が多発する症例や4 cm 以上の腫瘤影を呈する症例も報告されている[66]．

8．診断と治療

頭頸部病変の評価には画像検査を行い，術前FNAC は他の疾患を除外するためにも施行すべきである．確定診断には組織生検が必要である．組織生検で類上皮細胞肉芽腫の所見があった場合にはその他の鑑別疾患を除外するとともに，診断基準に従い，血液検査やガリウムシンチグラフィーやFDG-PET/CT 検査による全身性病変の評価が必要である．眼，心臓，呼吸器病変の有無に関しては専門診療科での診察が望ましい．

間多らは頸部腫瘤を主訴としたサルコイドーシスの8例を検討している．全身性病変を認めたものが6例で，2例は頭頸部病変のみであった．しかし，診断基準のB項目のうち，BHL は全例で認めず，血清 ACE 上昇も1例のみにしか認めず，頭頸部領域のサルコイドーシスの診断においては胸部 X 線撮影や血清 ACE 値は補助的にすぎないことが示されている[54]．

治療は副腎皮質ステロイド製剤の投与の他に免疫抑制薬，TNF 阻害薬がある．通常，頸部リンパ節や唾液腺，甲状腺病変で自覚症状や QOL の低下がある場合に副腎皮質ステロイド製剤の適応となる．しかし，自然治癒することもあるため，治療による利益と不利益を説明したうえで個別に判断されるべきである．また，副腎皮質ステロイド製剤の投与量に関しても定められたものはない．他臓器において眼，神経，心臓などではサルコイドーシス診断時に無症状であっても，将来の機能予後や生命予後の悪化が予想される場合には治療適応となる．自覚症状が乏しくても肺機能低下の進行，視野狭窄，神経病変，心臓病変が証明された場合には治療適応となる．

アミロイドーシス

1．アミロイドーシスとは

アミロイドーシスとは，種々の前駆タンパク質から形成された難溶性のアミロイド線維が全身諸臓器に沈着し，機能障害を引き起こす疾患群である．アミロイド線維が特定の臓器に限局して沈着する限局性アミロイドーシスと，全身諸臓器に沈着する全身性アミロイドーシスに大別される．さらに，前駆タンパク質とそれに対応する臨床病型によって細かく分類されており，これまでに36種類のアミロイドーシスが報告されている[67]．代表的なものとして，AL アミロイドーシス，AA アミロイドーシスがある．

AL アミロイドーシスは異常形質細胞から産生されるモノクローナル免疫グロブリンの軽鎖(L鎖)に由来するアミロイドタンパクが沈着するアミロイドーシスである．AL アミロイドーシスは全身性，限局性のどちらの場合もあり，また多発性骨髄腫や原発性マクログロブリン血症を伴うものを続発性と呼び，これらを伴わないものを原発性と呼ぶ．病変は心臓，肝臓，腎臓，消化管，末梢神経など多臓器にわたり，様々な症状を呈する[68]．

一方，AA アミロイドーシスは RA，血管炎候群などの慢性炎症性疾患に合併するために反応性アミロイドーシスとも呼ばれる．その90%は RA に続発する．急性期タンパクの血清アミロイド A の代謝産物アミロイド A（AA）が主に腎臓，消化管に沈着し，障害をきたす．

耳鼻咽喉科領域のアミロイドーシス病変は頸部リンパ節，舌，甲状腺，鼻副鼻腔，唾液腺，外耳道，咽頭，喉頭などがあり，喉頭がもっとも頻度が高い[69]．なかでも，頸部腫脹を主訴としたアミロイドーシスは非常に稀である[70]．

2．頸部リンパ節病変

アミロイドーシス症例のうち頸部リンパ節腫脹を主訴とする患者は約0.4%と少ない[71]．また，リンパ節病変は全身性アミロイドーシスの一臓器病変として認められることが多い．

頸部リンパ節腫脹を主訴としてアミロイドーシスと診断された症例は，渉猟し得る限り20例程度に過ぎない[72]．なかでも，頸部リンパ節病変単独の限局性アミロイドーシス症例は，渉猟し得る限り3例のみである[73]~[75]．そのうち2例はそれぞれ鎖骨上窩と顎下部に単発の病変のみであった[74][75]．通常，頸部リンパ節腫脹は複数病変であり，無痛性で硬く，可動性良好な症例が多いが，有痛性の場合[76]や可動性不良な症例[77][78]もある．CT 検査では造影効果を伴わない内部均一なもの[74]から，造影効果を不均一に示すものもある[78]．また，内部に石灰化を含むものもある[79]．大きなものでは9cm 大のものも報告されている[80]．病理組織学的には，ほとんどの症例が AL アミロイドーシスであり，AA アミロイドーシスは1例のみである[81]．

3．唾液腺病変

全身性アミロイドーシスのうち，耳下腺・顎下腺病変を認める症例は稀である．限局性アミロイドーシス例はさらに稀であり，渉猟し得る限り耳下腺病変は5例[69][82]~[85]，顎下腺病変は1例[86]のみであった．耳下腺病変では，いずれも無痛性の2~5 cm の腫瘤形成を耳下腺内に認め，両側性が1例[69]であった．術前 FNAC で診断に至ったケースはなく，全例で耳下腺腫瘍として切除され，病理組織検査でアミロイドーシスと診断されている．3例では切除後，再発なく経過しているが，2例では3~5年の経過観察中に再発を認め，再手術となっている[83]．4例は AL アミロイドーシスの診断となり，1例は不明であった[69]．顎下腺限局性アミロイドーシス症例では2.5 cm の腫瘤を左顎下腺内に認め，顎下腺摘出により診断が得られており，さらにこの症例では MALT リンパ腫の合併も認めている[86]．一方，両側顎下腺・耳下腺腫脹を主訴として，細胞診や組織生検にてアミロイドーシスの診断となり，後に全身性アミロイドーシスとの診断に至った症例も複数報告されている[87]~[89]．

4．甲状腺病変

全身性アミロイドーシス症例の剖検で50〜80％の症例で甲状腺内にアミロイド沈着を認めたと報告されており[90]，甲状腺アミロイドーシスは稀な病態でない．しかし，臨床的に甲状腺腫大や甲状腺腫瘤をきっかけに発覚する甲状腺アミロイドーシスは比較的稀である．甲状腺アミロイドーシス30例の検討では21例が急速増大傾向を示す頸部腫瘤を主訴に発覚し，そのうち6例では上気道症状を伴っていた[91]．本邦より報告されている甲状腺アミロイドーシス症例の3例中2例では甲状腺片葉腫瘤を認め，頸部リンパ節腫脹も伴っていた．FNACで診断に至らず，悪性腫瘍を疑い手術を行ったところ，甲状腺アミロイドーシスと診断されている[92][93]．また，1例は透析アミロイドーシス症例で甲状腺両葉の著明な腫大のために甲状腺全摘術が行われ，診断に至っている[94]．

5．頸部腫脹を示すその他のアミロイドーシス

全身性ALアミロイドーシスの約20％に巨舌がみられ，それに伴うオトガイ部・顎下部腫脹を主訴とした症例が報告されている[95]．また，非常に稀な病態として頸部軟部組織に発生するアミロイドーシス例もみられる[96]．

6．診　断

病変部位の診断には病理組織学的にCongo red染色で橙赤色に染まり，偏光顕微鏡下で緑色の偏光を呈する物質を確認する．アミロイドが確認されれば，各種アミロイドタンパクに対する特異抗体を用いた免疫組織化学的検査でアミロイドタンパクの種類の検索を行う．FNACで頸部リンパ節や顎下腺病変のアミロイドーシスの診断がついたという報告もあるが[70][87]，FNACでは診断困難な場合も多い[75]．そもそも細胞診では免疫組織化学的検査は困難であるため，開放生検が一般的である．また，病変部位の大きさによってはCNBが有用である[74][77]．

ALアミロイドーシスの場合，多発性骨髄腫や原発性マクログロブリン血症を伴っていることがあるため[70]，専門診療科へ相談のうえ，血液検査や尿検査，骨髄検査などが必要となる．また，心電図，心臓超音波検査や上部・下部消化管内視鏡検査，全身CT検査などの全身検索も必要となる．なお，全身性アミロイドーシスの臓器病変評価におけるFDG-PET/CT検査は議論の余地が残されており限定的とする意見[97]もあれば，限局性アミロイドーシス[98]や全身性病変でも発症早期の病変では異常集積を認めたとの報告もある[99]．また，限局性ALアミロイドーシス症例の1％で経過観察中に多臓器病変の出現により全身性ALアミロイドーシスと診断されたという報告もあり[100]，長期にわたる定期的な経過観察が必要である．

7．治　療

限局性ALアミロイドーシスの場合は頸部リンパ節，唾液腺，甲状腺では切除による治療が可能である．しかし，頭頸部病変以外の他臓器病変を伴う全身性アミロイドーシスである場合も少なくなく，心臓，肝臓，腎臓病変などを放置すると致死的となる．現在の全身性ALアミロイドーシスに対する治療としては多発性骨髄腫に準じて，自己末梢血幹細胞移植併用大量メルファラン療法，メルファラン・デキサメタゾン療法，ボルテゾミブを含むレジメンが第一選択として推奨されている[101]．

おわりに

頸部腫脹をきたす稀な疾患であるMTX-LPD，IgG4-RD，サルコイドーシス，アミロイドーシスにおける特徴，診断，治療をについて概説した．これらの共通点として頭頸部領域の病変が限局性のこともあれば，全身性病変の一部であることもある．そのため，これらの疾患が疑われた場合には全身性病変の可能性についても考慮し，全身精査および専門診療科への相談が必要となる．治療法は疾患によっても様々であるが，これらの疾患の報告例はいまだに少ないため，今後の症例の蓄積と治療法の確立が望まれる．

参考文献

1) Shimizu Y, Nakajima A, Inoue E, et al：Characteristics and risk factors of lymphoproliferative disorders among patients with rheumatoid arthritis concurrently treated with methotrexate：a nested case-control study of the IORRA cohort. Clin Rheumatol, **36**：1237-1245, 2017.

2) Takada H, Kaneko Y, Nakano K, et al：Clinicopathological characteristics of lymphoproliferative disorders in 232 patients with rheumatoid arthritis in Japan：A retrospective, multicenter, descriptive study. Mod Rheumatol, **32**：32-40, 2022.

3) 畑中隆志, 澤木佳弘, 山田順一ほか：口腔内メトトレキサート関連リンパ増殖性疾患の1例. 日口腔外誌, **57**：104-108, 2011.

4) 石田芳也, 朝日淳仁, 和田哲治ほか：メトトレキサート感染リンパ増殖性疾患の3例. 日耳鼻会報, **111**：594-598, 2008.

5) 新村　一, 杉田佑伊子, 志和成紀：初発から5年で再発をきたしたメトトレキサート関連リンパ増殖性疾患の1例. 耳展, **63**：294-301, 2020.

6) 岸部　幹, 吉野和美, 石井秀幸ほか：顎下リンパ節腫大を主訴としたメソトレキセート関連リンパ増殖性疾患の1例. 日耳鼻感染症研会誌, **24**：52-58, 2006.

7) 浅野崇浩, 矢島祥助, 安井真梨子ほか：顔面痛を主訴に来院したメトトレキサート関連リンパ増殖性疾患の1例. 日口顔面痛誌, **13**：69-77, 2021.

8) 米倉修二, 山﨑一樹, 新井　亮ほか：耳下腺癌との鑑別を要したメトトレキサート関連リンパ増殖性疾患例. 耳鼻臨床, **115**：323-331, 2022.

9) 田中恭子, 榎本浩幸, 折舘伸彦：顔面神経麻痺を合併した耳下腺MTX関連リンパ増殖性疾患例. 耳鼻臨床, **109**：735-742, 2016.

10) 金谷洋明, 今野　渉, 後藤一貴ほか：メトトレキサート関連頸部悪性リンパ腫の2例. 耳鼻臨床, **111**(2)：139-146, 2018.

11) 髙野真吾, 木下　淳, 壁谷雅之：咽頭痛を初発症状としたメトトレキサート(MTX)関連リンパ増殖性疾患例. 耳鼻臨床, **103**：669-676, 2010.

12) 中本翔伍, 池田雅彦, 久保慎一郎ほか：甲状腺を中心としたメトトレキサート関連リンパ増殖性疾患の1例. 日内分泌・甲状腺外会誌, **34**：139-142, 2017.

13) Kurita D, Miyoshi H, Ichikawa A, et al：Methotrexate-associated Lymphoproliferative Disorders in Patients with Rheumatoid Arthritis：Clinicopathologic Features and Prognostic Factors. Am J Surg Pathol, **43**：869-884, 2019.

14) Hoshida Y, Xu JX, Fujita S, et al：Lymphoproliferative disorders in rheumatoid arthritis：clinicopathological analysis of 76 cases in relation to methotrexate medication. J Rheumatol, **34**：322-331, 2007.

15) Kuramoto N, Saito S, Fujii T, et al：Characteristics of rheumatoid arthritis with immunodeficiency-associated lymphoproliferative disorders to regress spontaneously by the withdrawal of methotrexate and their clinical course：A retrospective, multicenter, case-control study. Mod Rheumatol, **32**：24-31, 2022.

16) Inui Y, Matsuoka H, Yakushijin K, et al：Methotrexate-associated lymphoproliferative disorders：management by watchful waiting and observation of early lymphocyte recovery after methotrexate withdrawal. Leuk Lymphoma, **56**：3045-3051, 2015.

17) Saito R, Tanaka M, Ito H, et al：Overall survival and post-spontaneous regression relapse-free survival of patients with lymphoproliferative disorders associated with rheumatoid arthritis：a multi-center retrospective cohort study. Mod Rheumatol, **32**：50-58, 2022.

18) Yamada C, Oguro E, Tsuji S, et al：Pathological assessment of the lymph node biopsies for lymphadenopathy in rheumatoid arthritis. Mod Rheumatol, **30**：835-842, 2020.

19) Geborek P, Bladström A, Turesson C, et al：Tumour necrosis factor blockers do not increase overall tumour risk in patients with rheumatoid arthritis, but may be associated with an increased risk of lymphomas. Ann Rheum Dis, **64**：699-703, 2005.
　Summary RA患者1,557例においてTNF阻害薬使用による悪性リンパ腫の罹患リスクを検討. 使用群は未使用群と比較して相対リスク4.9であった.

20) Umehara H, Okazaki K, Kawa S, et al：The 2020 revised comprehensive diagnostic(RCD) criteria for IgG4 RD. Mod Rheumatol, **31**：

529-533, 2021.

21）梅原久範, 岡崎和一, 川 茂幸ほか：2020年改訂IgG4関連疾患包括診断基準. 日内会誌, **110**：962-969, 2021.

22）高野賢一：IgG4関連疾患トピックス. 耳鼻免疫アレルギー, **38**：37-41, 2020.

23）高野賢一：IgG4関連疾患の新展開. 日耳鼻会報, **125**：5-11, 2022.

24）J Mikulicz：Über eine eigenartige symmetrishe Erkrankung der Thranen und Mundspeicheldrüsen. Beitr Chir Fortsch Gewidmet Theodor Billroth：610-630, 1892.

25）Yamamoto M, Ohara M, Suzuki C, et al：Elevated IgG4 concentrations in serum of patients with Mikulicz's disease. Scand J Rheumatol, **33**：432-433, 2004.

26）Kitagawa S, Zen Y, Harada K, et al：Abundant IgG4-positive plasma cell infiltration characterizes chronic sclerosing sialadenitis（Küttner's tumor）. Am J Surg Pathol, **29**：783-791, 2005.

27）高野賢一：IgG4関連疾患. 日耳鼻会報, **122**：1299-1303, 2019.

28）氷見徹夫, 高野賢一, 野村一顕ほか：耳鼻咽喉科領域のIgG4関連疾患. 日耳鼻会報, **117**：1438-1447, 2014.

29）Takano K, Yamamoto M, Kondo A, et al：A clinical study of olfactory dysfunction in patients with Mikulicz's disease. Auris Nasus Larynx, **38**：347-351, 2011.

30）野島知人, 向井昌功, 五島可奈子ほか：鼻症状で初発したIgG4関連疾患症例. 耳鼻免疫アレルギー, **38**：79-81, 2020.

31）Takahashi H, Yamamoto M, Tabeya T, et al：The immunobiology and clinical characteristics of IgG4 related diseases. J Autoimmun, **39**：93-96, 2012.

32）Shimizu M, Okamura K, Kise Y, et al：Effectiveness of imaging modalities for screening IgG4-related dacryoadenitis and sialadenitis（Mikulicz's disease）and for differentiating it from Sjögren's syndrome（SS）, with an emphasis on sonography. Arthritis Res Ther, **17**：1-11, 2015.

33）Takano K, Nomura K, Abe A, et al：Clinicopathological analysis of salivary gland tissue from patients with IgG4-related disease. Acta Otolaryngol, **136**：717-721, 2016.

34）Zala A, Berhane T, Christofer JC, et al：Riedel Thyroiditis. J Clin Endocrinol Metab, **105**：e3469-e3481, 2020.

35）Nagashima T, Maruyama A, Takatori S, et al：Subclinical Riedel's thyroiditis with hypothyroidism coexisting with Mikulicz's disease. Rheumatol Int, **32**：1851-1852, 2012.

36）Dahlgren M, Khosroshahi A, Nielsen GP, et al：Riedel's Thyroiditis and Multifocal Fibrosclerosis are part of the IgG4-related systemic disease spectrum. Arthritis Care Res（Hoboken）, **62**：1312-1318, 2010.

37）Katz SM, Vickery AL：The fibrous variant of Hashimoto's thyroiditis. Hum Pathol, **5**：161-170, 1974.

38）Li Y, Bai Y, Liu Z, et al：Immunohistochemistry of IgG4 can help subclassify Hashimoto's autoimmune thyroiditis. Pathol Int, **59**：636-641, 2009.

39）Jokisch F, Kleinlein I, Haller B, et al：A small subgroup of hashimoto's thyroiditis is associated with IgG4-related disease. Virchows Archiv, **468**：321-327, 2016.

40）竹島 健, 赤水尚史：Basedow病とIgG4甲状腺炎. 日甲状腺会誌, **10**：25-29, 2019.

41）Nishihara E, Hirokawa M, Ito M, et al：Graves' Disease Patients with Persistent Hyperthyroidism and Diffuse Lymphoplasmacytic Infiltration in the Thyroid Show No Histopathological Compatibility with IgG4-Related Disease. PLoS One, **10**：e0134143, 2015.

42）Kakudo K, Li Y, Taniguchi E, et al：IgG4-related disease of the thyroid glands. Endocr J, **4**：273-281, 2012.

43）阪本大樹, 八木正夫, 岩井 大：甲状腺全摘出術によって診断されたIgG4関連甲状腺炎例. 耳鼻臨床, **114**：547-552, 2021.

44）Sato Y, Yoshino T：IgG4-related lymphadenopathy. Int J Rheumatol, 2012；2012.

45）Hong X, Sun ZP, Li W, et al：Comorbid diseases of IgG4-related sialadenitis in the head and neck region. Laryngoscope, **125**：2113-2118, 2015.

46）Sato Y, Inoue D, Asano N, et al：Association between IgG4-related disease and progressively transformed germinal centers of lymph nodes. Modern Pathology, **25**：956-967, 2012.

47）Pan Z, Zhou J：IgG4-related lymphadenopathy：a potentially under-and over-diagnosed entity. Int J Clin Exp Pathol, **10**(10)：10153-10166, 2017.

48）Akca UK, Atalay E, Cuceogle MK, et al：IgG4-related disease in pediatric patients：a single-center experience. Rheumatol Int, **42**：1177-1185, 2022.

49）四十坊典晴，山口哲生：わが国におけるサルコイドーシスの診断基準と重症度分類．日サ会誌，**35**：3-8, 2015.

50）森本泰介，吾妻安良太，阿部信二ほか：2004年サルコイドーシス疫学調査．日サ会誌，**27**：103-108, 2007.

51）Nathan N, Sileo C, Calender A, et al：Paediatric sarcoidosis. Paediatr Respir Rev, **29**：53-59, 2019.

52）武村民子：病理から見たサルコイドーシスの鑑別診断．日サ会誌，**36**：45-51, 2016.

53）Brincker H：Sarcoid reactions in malignant tumours. Cancer Treatment Reviews, **13**：147-156, 1986.

54）間多祐輔，伊原史英，植木雄司ほか：頸部リンパ節または唾液腺腫脹を主訴としたサルコイドーシス症例の臨床的検討．日耳鼻会報，**116**：592-599, 2013.

55）Newman LS, Rose CS, Bresnitz EA, et al：A Case Control Etiologic Study of Sarcoidosis. Am J Respir Crit Care Med, **170**：1324-1330, 2012.

56）Kwon YS, Jung HI, Kim HJ, et al：Isolated Cervical Lymph Node Sarcoidosis Presenting in an Asymptomatic Neck Mass：A Case Report. Tuberc Respir Dis, **75**：116-119, 2013.

57）Chen HC, Kang BH, Lai CT, et al：Sarcoidal Granuloma in Cervical Lymph Nodes. J Chin Med Assoc, **68**：339-342, 2005.

58）Ahmed M, Daneshvar C, Breen D：Neck ultrasound for the detection of cervical lymphadenopathy in sarcoidosis：An alternative to endobronchial ultrasound. J Bronchology Interv Pulmonol, **26**：225-227, 2019.

59）尾尻博也：サルコイドーシス頸部リンパ節病変の画像診断．耳展，**59**：45-46, 2016.

60）Rizzato G, Montemurro L：The clinical spectrum of the sarcoid peripheral lymph node.

Sarcoidosis Vasc Diffuse Lung Dis, **17**：71-80, 2000.

61）Mrówka-Kata K, Kata D, Lange D, et al：Sarcoidosis and its otolaryngological implications. Eur Arch Otorhinolaryngol, **267**：1507-1514, 2010.

62）田中　萌，川述剛士，堀口有希ほか：5年の経過で診断した完全型Heerfordt症候群を呈したサルコイドーシスの1例．日サ会誌，**41**：71-75, 2021.

63）三上　智，牧野　靖，飯島淳司ほか：甲状腺乳頭癌を合併した甲状腺サルコイドーシスの1例．日サ会誌，**40**：35-40, 2020.

64）Malli F, Bargiota A, Theodoridou K, et al：Increased primary autoimmune thyroid diseases and thyroid antibodies in sarcoidosis：Evidence for an under-recognised extrathoracic involvement in sarcoidosis? Hormones, **11**：436-443, 2012.

65）舟橋啓臣，佐藤康幸，今井常夫ほか：甲状腺濾胞癌および慢性甲状腺炎を伴ったサルコイドーシスの1例．日臨外会誌，**49**：483-486, 1988.

66）右藤智啓，乾　直輝，宮崎洋生ほか：甲状腺に病変を認めたサルコイドーシスの1例．日呼吸会誌，**46**：667-672, 2008.

67）Benson MD, Buxbaum JN, Eisenberg DS, et al：Amyloid nomenclature 2020：update and recommendations by the International Society of Amyloidosis(ISA)nomenclature committee. Amyloid, **27**：217-222, 2020.

68）Mahmood S, Bridoux F, Venner CP, et al：Natural history and outcomes in localised immunoglobulin light-chain amyloidosis：a long-term observational study. Lancet Haematol, **2**：e241-e250, 2015.

69）Nandapalan V, Jones TM, Morar P, et al：Localized amyloidosis of the parotid gland：a case report and review of the localized amyloidosis of the head and neck. Head Neck, **20**：73-78, 1998.

70）Rakheja G, Handa U, Tahlan A, et al：Cytological diagnosis of amyloidosis presenting as a supraclavicular swelling. Diagn Cytopathol, **48**：234-238, 2020.

71）Fu J, Seldin DC, Berk JL, et al：Lymphadenopathy as a manifestation of amyloidosis：a case series. Amyloid, **21**：256-260, 2014.

72) Kumar S, Grell GR, Joseph G, et al：Axillary Lymphadenopathy as an Initial Presentation of Systemic Amyloidosis：A Case Report and Literature Review. J Investig Med High Impact Case Rep, **10**：1-7, 2022.

73) Newland JR, Linke RP, Kleinsasser O, et al：Lymph node enlargement due to amyloid. Virchows Arch A Pathol Anat Histopathol, **399**：233-236, 1983.

74) Dhakal B, Harrington AM, Stadler ME, et al：Localized Lymph Node Light Chain Amyloidosis. Case Rep Hematol, **2015**：816565, 2015.

75) Mukharji S, Shruthi K, Date A, et al：Amyloidosis of submandibular lymph node masquerading as a salivary gland tumor：A rare case report with review of literature. Journal of the Scientific Society, **47**：188-191, 2020.

76) 柳瀬賢次，滝沢茂夫，中村美加栄ほか：びまん性肺胞出血を呈した原発性アミロイドーシスの1例．日胸疾会誌, **31**：1449-1455, 1993.

77) Seccia V, Dallan I, Gervetti G, et al：A rare case of primary systemic amyloidosis of the neck with massive cervical lymph node involvement：A case report and review of the literature. Leuk Res, **34**：e100-e103, 2010.

78) Boukhris I, Azzabi S, Kechaou I, et al：Exceptional Cause of Massive Lymph Node Enlargement：Primary Localized Amyloidosis. Am J Med Case Rep, **3**：319-321, 2015.

79) Zhuang YL, Tsai TL, Lin CZ：Localized Amyloid Deposition in the Nasopharynx and Neck, Mimicking Nasopharyngeal Carcinoma with Neck Metastasis. J Chin Med Assoc, **68**：142-145, 2005.

80) Segalov E, Gibson J, Joshua DE, et al：Primary Amyloidosis Co-Presenting with Cervical and Massive Intra-Abdominal Lymphadenopathy. Leuk Lymphoma, **19**：519-520, 2009.

81) Clevens RA, Esclamado RM, Delgaudio JM, et al：Amyloidoma of the neck：Case report and review of the literature. Head Neck, **16**：191-195, 1994.

82) Stimson PG, Tortoledo ME, Luna MA, et al：Localized primary amyloid tumor of the parotid gland. Oral Surg Oral Med Oral Pathol, **66**：466-469, 1988.

83) Vavrina J, Müller W, Gebbers JO：Recurrent amyloid tumor of the parotid gland. Eur Arch Otorhinolaryngol, **252**(1)：53-56, 1995.

84) Gareb B, Perry M, Tadrous PJ：Isolated Light Chain Amyloidosis Involving the Parotid Gland：A Case Report. J Oral Maxillofac Surg, **76**：1917-1924, 2018.

85) Li YX, Guan Z, Chen R：An unusual localized AL amyloidosis of parotid gland：A case report and literature review. Leuk Res, **108**：106594, 2021.

86) Perera E, Revington P, Sheffield E：Low grade marginal zone B-cell lymphoma presenting as local amyloidosis in a submandibular salivary gland. Int J Oral Maxillofac Surg, **39**：1136-1138, 2010.

87) Finkel KJ, Kolansky DM, Giorgadze T, et al：Amyloid infiltration of the salivary glands in the setting of primary systemic amyloidosis without multiple myeloma. Otolaryngol Head Neck Surg, **135**：471-472, 2006.

88) Ozawa M, Jinbu Y, Hayashi H, et al：A case of amyloid deposition in salivary glands with malignant lymphoma. J Oral Maxillofac Surg Med Pathol, **28**：457-461, 2016.

89) Kubota K, Furudate K, Nakagawa H, et al：Sjögren's syndrome with marked swelling of major salivary glands related to localized AL amyloidosis：A case report and literature review. J Oral Maxillofac Surg Med Pathol, **27**：518-521, 2015.

90) Arean VM, Klein RE：Amyloid Goiter. Review of the Literature and Report of a Case. Am J Clin Pathol, **36**：341-355, 1961.

91) Villa F, Dionigi G, Tanda ML, et al：Amyloid goiter. Int J Surg, **6**：S16-S18, 2008.

92) 江口智徳，枝松秀雄，渡辺建介：悪性腫瘍が疑われた甲状腺アミロイドーシス．耳鼻臨床, **95**：963-967, 2002.

93) 大川内幸代，林　良成，加藤岳史ほか：悪性腫瘍との鑑別を要した甲状腺アミロイドーシスの一例．日内分会誌, **85**：83-85, 2009.

94) 清水　健，永田耕治，田中貞夫ほか：血液透析患者にみられた高度な脂肪浸潤を伴う甲状腺アミロイドーシスの1例．診断病理, **19**：18-20, 2002.

95) 高津南美子，内尾紀彦，黒田健斗ほか：巨舌によるオトガイ部腫脹から診断に至った全身性ア

ミロイドーシスの1例. 耳展, **61**：262-267, 2018.

96) 川畑雅樹, 吉福孝介, 永野広海ほか：悪性疾患との鑑別を要した頸部軟部組織アミロイドーマ. 耳鼻臨床, **106**：549-555, 2013.

97) Yamamoto A, Fujii N, Obika M, et al：Localized Lymph Node Light Chain Amyloidosis. Intern Med, **59**：2415-2418, 2020.

98) Glaudemans AWJM, Slart RHJA, Noordzij W, et al：Utility of 18F-FDG PET（/CT）in patients with systemic and localized amyloidosis. Eur J Nucl Med Mol Imaging, **40**：1095-1101, 2013.

99) Ehman EC, El-Sady MS, Kijewski MF, et al：Early Detection of Multiorgan Light-Chain Amyloidosis by Whole-Body ^{18}F-Florbetapir PET/CT. J Nucl Med, **60**：1234-1239, 2019.

100) Basset M, Hummedah K, Kimmich C, et al：Localized immunoglobulin light chain amyloidosis：Novel insights including prognostic factors for local progression. Am J Hematol, **95**：1158-1169, 2020.

101) 関島良樹：アミロイドーシス治療の進歩. 日内会誌, **110**：1170-1177, 2021.

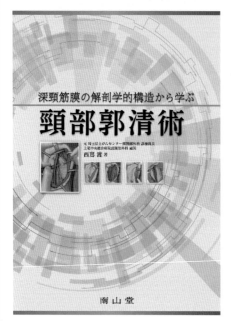
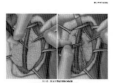
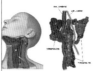
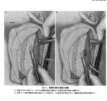

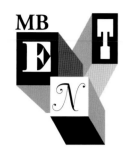

◆特集・大人と子どもの首の腫れ

甲状腺疾患

森谷季吉*

Abstract 甲状腺の腫れ（甲状腺腫）には，腫瘤形成による結節性甲状腺腫と，甲状腺全体が腫れるびまん性甲状腺腫がある．結節性甲状腺腫には，悪性腫瘍（乳頭癌，濾胞癌，髄様癌，未分化癌，悪性リンパ腫），濾胞腺腫，腺腫様甲状腺腫，囊胞，自律性機能性甲状腺結節が含まれる．びまん性甲状腺腫の代表的な疾患は，橋本病（慢性甲状腺炎），単純性甲状腺腫，無痛性甲状腺炎，亜急性甲状腺炎，バセドウ病などである．診断手順として，まず病歴の聴取や触診を行う．頸部触診は大きな腫瘍の見落とし防止にもなるため，訴えがなくともルーチンで行うべきである．甲状腺腫が疑われた場合，次に行う検査は超音波と甲状腺機能検査である．結節性甲状腺腫では，適応のあるものに穿刺吸引細胞診を行い，その結果に基づき治療方針を決定する．びまん性甲状腺腫の多くは，機能異常を認める．また同一疾患でも，大人と子どもでは特徴の違う疾患もあるため，それらを概説する．

Key words 甲状腺腫（lump in the thyroid），結節性甲状腺腫（nodular goiter），びまん性甲状腺腫（diffuse goiter），超音波検査（ultrasonography），甲状腺機能検査（thyroid function test）

はじめに

甲状腺の腫れ（甲状腺腫）には，腫瘤形成による結節性甲状腺腫と，甲状腺全体が腫れるびまん性甲状腺腫がある．結節性甲状腺腫には，悪性腫瘍（乳頭癌，濾胞癌，髄様癌，未分化癌，悪性リンパ腫），濾胞腺腫，腺腫様甲状腺腫（過形成），囊胞，自律性機能性甲状腺結節（autonomously functioning thyroid nodule：AFTN）が含まれる．びまん性甲状腺腫の代表的な疾患は，橋本病（慢性甲状腺炎），バセドウ病，無痛性甲状腺炎，亜急性甲状腺炎，単純性甲状腺腫などである．これら代表的な疾患を中心に，大人と子どもでの特徴の違いを概説する．

甲状腺腫の基本的な診断手順

本邦での人間ドックや集団検診での，触診による甲状腺腫の発見率は1.46%（癌の発見率は0.16%）であった．一方，超音波検査（US）による甲状腺腫の発見率は18.55%（癌の発見率は0.49%）と，USによる甲状腺腫の発見率は，触診の約12倍（癌は3倍）と報告されている[1]．超音波機器の分解能の進歩により，非常に多くの触知できない甲状腺腫が発見されていることがわかる．一方，触診による甲状腺腫の発見率が1.46%（69人に1人）であることを考えると，日常診療で頸部触診をルーチン化することは，臨床上問題となる甲状腺腫の見落としの減少につながる．甲状腺腫を触知，もしくはなんらかの画像検査で甲状腺腫を指摘された患者に対しては，現病歴，家族歴や既往症，放射線被曝歴（甲状腺癌発症の危険因子）の聴取を行う．次に行う検査は，USと血液検査である．USはリアルタイムに観察が可能で，被曝がないことから必須の検査である．

血液検査では甲状腺機能検査を行う．甲状腺刺激ホルモン（TSH）に加え，遊離T4（FT4），遊離

* Moritani Sueyoshi，〒525-8585　滋賀県草津市矢橋町1660　淡海医療センター頭頸部甲状腺外科センター長（兼副院長）

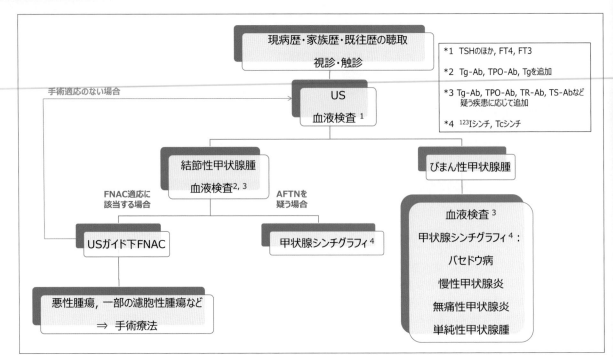

図 1. 甲状腺腫の基本的な診断手順

図中:

現病歴・家族歴・既往歴の聴取
視診・触診

US
血液検査 1

*1 TSHのほか, FT4, FT3

*2 Tg-Ab, TPO-Ab, Tgを追加

*3 Tg-Ab, TPO-Ab, TR-Ab, TS-Abなど
疑う疾患に応じて追加

*4 123Iシンチ, Tcシンチ

手術適応のない場合

結節性甲状腺腫
血液検査2, 3

びまん性甲状腺腫

FNAC適応に
該当する場合

AFTNを
疑う場合

USガイド下FNAC

甲状腺シンチグラフィ 4

血液検査 3
甲状腺シンチグラフィ 4 :
バセドウ病
慢性甲状腺炎
無痛性甲状腺炎
単純性甲状腺腫

悪性腫瘍, 一部の濾胞性腫瘍など
⇒ 手術療法

T3(FT3)の測定を行うが, 結節性甲状腺腫に対しては, 抗サイログロブリン抗体(Tg-Ab), 抗甲状腺ペルオキシダーゼ抗体(TPO-Ab), サイログロブリン(Tg)の追加が望ましい. 甲状腺機能亢進があれば, 抗TSH受容体抗体(TR-Ab)の測定を行い, 陰性の場合はAFTNを疑い検査を進める. びまん性甲状腺腫に対しては, 検査値をもとにバセドウ病, 橋本病(慢性甲状腺炎), 無痛性甲状腺炎や単純性甲状腺腫の鑑別・治療を行う. 疑われる疾患に応じてTg-Ab, TPO-Ab, TR-Ab, 甲状腺刺激抗体(TS-Ab)を追加する. また, バセドウ病と無痛性甲状腺炎の鑑別には, 甲状腺シンチグラフィを用いる.

USで結節性甲状腺腫を認めた場合には, 腫瘍の性状や腫瘍径から, 経過観察でよいか, さらなる精査(超音波ガイド下穿刺吸引細胞診:FNAC)を要するかを判断する. FNAC施行例は, その結果とUS所見(大きさや位置を含む)より, 手術などの治療群と経過観察群に分類する. 経過観察群は, USにて腫瘍増大や増加, 性状の変化を定期的に観察し, 必要に応じてFNACを追加する. 一方, 治療群(主に手術療法)には, 悪性腫瘍, 濾胞性腫瘍と診断されたものの一部, 縦隔甲状腺腫など

の一部の良性腫瘍やAFTNが含まれる(図1).

超音波エコー検査(B-mode)による
悪性を疑う所見(結節性甲状腺腫)

多くの超音波機器は, B-mode, カラードプラ, 組織弾性イメージングの機能を備えている. もっとも汎用するB-mode所見に対して, 複数のガイドラインで良・悪性診断基準が示されている. これらの診断基準と腫瘍径から, FNACの適応を定めている. カラードプラは, 濾胞癌や濾胞型乳頭癌で内部血流と悪性度に相関があるとの報告[2]があるが, 悪性の診断にはつながっていないのが現状である. また, 弾性イメージングも同様である.

アメリカ甲状腺学会からの甲状腺結節および分化癌の取り扱いに関するガイドライン(ATA 2015)[3]では, 微細多発石灰化, 低エコー, 境界不明瞭, 縦横比高値, 被膜外進展, rim状石灰化の断裂の所見を有するもの(主に乳頭癌の所見)をhigh suspicionとし, 悪性危険度を70~90%としている. また, 境界明瞭で低エコーに描出される充実性腫瘤(主に濾胞性腫瘍の所見)をintermediate suspicionとし, 悪性危険度を10~20%としている. High suspicionおよびintermediate suspicion の所見をもち，1 cm 以上の腫瘤に対して FNAC が推奨される．その他に境界明瞭な等から高エコーに描出される充実性腫瘤や，充実性部分を含む囊胞性腫瘤を low suspicion（悪性危険度 5〜10％，15 mm 以上で FNAC）と，spongiform 様の腫瘍や囊胞変性病変を very low suspicion（悪性危険度＜3％，20 mm 以上で FNAC）と，囊胞を benign（悪性危険度＜1％）に分類し，悪性危険度と腫瘍径に応じた FNAC の推奨がある．

本邦での甲状腺結節超音波診断基準[4]では，形状不整，境界不明瞭粗雑，内部低エコーで不均質を悪性所見（主）と，微細高エコーの多発，境界部低エコー帯の不整／なしを悪性所見（副）として良悪性の特徴を区別している．縦横比高値以外は，ATA 2015 と同様の基準である．FNAC は上記診断基準に基づき，悪性を強く疑う充実性腫瘍で 5 mm を超えるものに対して，また囊胞性腫瘍でも 5 mm を超える充実部分があり，かつ悪性所見を複数有するものに対して行うことを推奨している．また，乳頭癌に多い頸部転移に関しても，腫大したリンパ節，リンパ節門付近の高エコー域の消失，高エコー部の存在，石灰化，囊胞変性，縦横比高値，リンパ節門以外の血流シグナルの存在は，リンパ節転移を疑う悪性所見と考えられる．ATA 2015 では 8〜10 mm を超えるリンパ節で，悪性所見を有するものに対して FNAC が推奨されている[5]．

結節性甲状腺腫

悪性腫瘍には，乳頭癌，濾胞癌，髄様癌，未分化癌，悪性リンパ腫，転移性甲状腺腫瘍があり，乳頭癌と濾胞癌の分化癌が大半を占める．また頻度は低いが，治療を要する結節性甲状腺腫の一つに AFTN がある．

1．成人の乳頭癌のリスク分類と治療選択

甲状腺腫瘍診療ガイドライン 2018[6]では，乳頭癌を超低リスク，低リスク，中リスク，高リスクの 4 つのリスクに分類した．超低リスクは転移のない 1 cm 以下の腫瘍（T1aN0M0），低リスクは転移のない 1.1〜2 cm の腫瘍（T1bN0M0），高リスクは 4 cm を超える原発腫瘍，気道や食道，反回神経など周囲臓器に浸潤する腫瘍，もしくは転移リンパ節による臓器浸潤，画像上 3 cm を超える明らかなリンパ節転移，明らかな遠隔転移の 1 項目以上を満たすものである．これら超低・低・高リスクのいずれにも該当しないものを中リスクとした．そして，これらのリスク分類に応じた甲状腺切除の推奨がある．

超低リスクと低リスク（T1N0M0）に対しては片葉切除術を，高リスクに対しては全摘術を推奨し，中リスクに対しては予後因子や患者背景を考慮して，全摘術か片葉切除術かを決定する．術後補助療法である放射線ヨウ素治療や TSH 抑制療法は，高リスクでは推奨され，中リスクでは切除と同様に，予後因子や患者背景を考慮し決定するとしている．また，超低リスク（T1aN0M0）では，十分な説明を受けたうえで希望する場合には，適切な診療体制のもとで非手術・経過観察（active surveillance）が明記された．

非手術・経過観察とした腫瘍（超低リスク群）では，腫瘍の増大やリンパ節転移出現の有無を，6 か月から 1 年ごとに US で観察を行う．2 つの前向き観察研究によると，腫瘍径の 3 mm 以上の増大は，10 年で 7.3〜8％，リンパ節転移の出現は 3.8％と推定された．また，増大・転移出現後に手術を行ったとしても，遠隔転移や癌死はなかったことを，超低リスク群に対する非手術・経過観察の根拠としている[7][8]．

2．濾胞癌

濾胞癌の浸潤には，被膜浸潤と被膜内の血管に腫瘍が侵入する血管浸潤がある．これまで被膜浸潤もしくは血管浸潤が微小な範囲にとどまる微小浸潤と，広範囲に及ぶ広汎浸潤に分類されていた．しかし，被膜浸潤のみの微小浸潤型では遠隔転移率や死亡率が著しく低いこと，血管浸潤の有無とその程度が予後に影響することが報告され[9][10]，微小浸潤型，被包性血管浸潤型，広汎浸潤型の 3 つ浸潤様式が分類された．

3．髄様癌

髄様癌には遺伝性と散発性がある．遺伝性髄様癌は多発性内分泌腫瘍症2型(MEN2)と家族性甲状腺髄様癌(FMTC)であり，MEN2はMEN2AとMEN2Bに分類される．MEN2Aは髄様癌に随伴する疾患として，褐色細胞腫，原発性副甲状腺機能亢進症に加え，皮膚苔癬アミロイドーシスやヒルシュスプルング病などを併発することがある．MEN2Bでは，褐色細胞腫，マルファン症候群様徴候，口唇舌神経腫，腸管神経節腫，角膜神経肥厚などを併発する．MEN2における髄様癌の生涯浸透率は90%以上，褐色細胞腫は30〜60%，原発性副甲状腺機能亢進症は10〜30%である．

髄様癌の治療方針を決定するうえで，遺伝性か散発性を鑑別することがもっとも重要である．鑑別にはRET遺伝学的検査を行う．家族歴や既往歴がなくとも散発性であるとはいえず，臨床的観点のみで遺伝性の鑑別を行うことはできない．治療は，遺伝性髄様癌では甲状腺全摘術が基本術式である．散発性では，甲状腺全摘術は必ずしも必要でなく，病巣の範囲に応じた甲状腺切除が可能である．

遺伝性髄様癌では，RET遺伝学的検査に基づき，リンパ節転移や遠隔転移が生じる前段階で手術することが可能である．欧米では，MEN2Bは1歳までに甲状腺全摘術を勧め，MEN2Aでは5歳までに全摘術を勧める論文が多い．髄様癌悪性度に関して，RET変異部位別にリスク分類を行い，予防的甲状腺全摘術の推奨年齢を提唱している[11]．本邦においては，何歳からRET検査を勧めるべきか，また変異タイプに応じた甲状腺全摘術を何歳から勧めるかに関するコンセンサスはない．

4．AFTN

AFTNは，自律的に甲状腺ホルモンを分泌する結節性甲状腺腫である．単結節性か多結節性で，中毒性単発性甲状腺結節(toxic solitary thyroid nodule：TSTNもしくはプランマー病)と中毒性多結節性甲状腺腫(toxic multinodular goiter：TMNG)に分けられる．本邦では比較的少なく，甲状腺中毒症の0.15〜0.3%，結節性甲状腺腫の0.6〜2.9%と報告されている[12]．治療は手術療法，放射線ヨウ素治療が主体であるが，経皮的エタノール注入療法や熱焼灼療法なども行われる[13]．

5．小児の結節性甲状腺腫

小児の結節性甲状腺腫の診断は，成人のそれと同様にUS，適応のある腫瘍に対してFNACを行う．福島県以外の3か所の都道府県から地域を選定(青森県弘前市，山梨県甲府市，長崎県長崎市)し，居住する18歳以下の者を対象(各地域ごとに約1,500人)とした，小児の甲状腺超音波検査による結節性病変の有所見率調査が行われた．3地域を合わせた結果(調査対象者：4,365人　男性2,075人(47.5%)，女性2,290人(52.5%)；年齢分布：3〜5歳189人(4.3%)，6〜10歳1,275(29.2%)，11〜15歳1,995人(45.7%)，16〜18歳906人(20.8%))では，A1(結節や嚢胞なし)が1,853人(42.5%)，A2(5.0 mm以下の結節や充実部を伴わない20.0 mm以下の嚢胞)が2,468人(56.5%)，B(5.1 mm以上の結節や20.1 mm以上の嚢胞)を認めたものが44人(1.0%)，C(甲状腺の状態から判断し，直ちに医療機関におけるさらなる検査を要するもの)は0人(0%)であった．結節は72人に認め，5.0 mm以下の結節を28人(0.6%)に，5.1 mm以上の結節を44人(1.0%)に認めた．また2,483人(56.9%)に嚢胞を認めたが，すべて20 mm以下であった．半数強の小児に，5 mm以下の小結節や20 mm以下の嚢胞を認めたことになる[14]．

東日本大震災時に概ね18歳以下だった福島県民を対象に甲状腺超音波検査(県民健康調査)が行われた．先行検査(2011〜2013年度に実施)には，300,472人が受診し，A1が154,605人(51.5%)，A2が143,573人(47.8%)，Bが2,293人(0.8%)，Cが1人(0.0%)であった．この先行検査の結果は，上記の3地域の超音波所見と概ね一致した．結果判定がBであった2,293人が2次検診の対象となり，2,130人が受診，2,091人(98.2%)に2次検診結果が確定した．うち悪性ないし悪性の疑い

が116人であった[15].

2021年3月31日現在での県民健康調査の甲状腺検査結果の集計によると，260人が悪性ないし悪性疑いと診断され，219人が手術を施行され，218人が甲状腺癌（うち215人は乳頭癌），良性腫瘍が1人であった[16].

先行検査，本格検査1回目で125人が甲状腺癌と診断され治療を受けている．震災時平均年齢は14.8歳，診断時17.8歳で，男女比は1：1.8と成人の甲状腺癌に比し性差が小さかった．Stage Ⅰが97.6%，Stage Ⅱが2.4%で，手術は甲状腺全摘術が8.8%，片葉切除術が91.2%と，大半が片葉切除術を受けている．術後病理組織像は，大半が通常型乳頭癌（88%）で，小児に特徴といわれる濾胞型（3.2%），びまん性硬化型（2.4%），充実型（1.6%），篩型（3.2%）などの乳頭癌亜型は少数であったと報告されている．138人の遺伝子変異の検討では，BRAFV600Eを69.6%に，RETやNTRKの再配列異常を16.6%に認めた．この割合は邦人の成人例の乳頭癌症例に近い遺伝子プロファイリングを示し，チェルノブイリの放射線誘発例と大きく異なっていた[16].小児の乳頭癌では，成人の超低リスク（T1aN0M0）患者に適応されるactive surveillanceの適応はない．

6．小児・若年者甲状腺癌の特徴

福島県の県民健康調査で発見され，治療を行った小児甲状腺癌のほとんどは，成人以降に発生する通常型乳頭癌であった．しかし，少数ではあるが小児・若年者で発生する若年型乳頭癌といえる，特徴的な組織所見を示す亜型群（充実型，びまん性硬化型，篩状・モルレ型）が含まれていた．充実型は，チェルノブイリ原発事故関連の小児甲状腺癌の調査では70%以上の高値を示し，放射線被曝との関連が注目されたが，現在では食事性因子（特にヨウ素摂取量の不足）の関連が重要視されている．篩状・モルレ型は稀な腫瘍で，乳頭癌の0.2%に認められる．報告例はすべて女性で，若年成人に発生する．本亜型の約半数に家族性大腸ポリポーシスやガードナー症候群の合併，あるいは

APC遺伝子の生殖細胞系列変異が認められる．福島県の県民健康調査で篩型であったものの多くに，その後家族性大腸ポリポーシスが確認されている．濾胞癌に関しては報告も少なく，小児・若年者の特徴的な所見はない．小児・若年者に発生する甲状腺髄様癌は，大部分が遺伝性である．そのうち80%以上はMEN2Aの一部分症として出現する．MEN2Aでは，髄様癌の他に，副腎褐色細胞腫，副甲状腺の過形成ないし腺腫，皮膚アミロイド苔癬を伴う[17].

びまん性甲状腺腫

びまん性甲状腺腫の代表的な疾患には，橋本病（慢性甲状腺炎），単純性甲状腺腫，無痛性甲状腺炎，亜急性甲状腺炎，バセドウ病がある．

1．橋本病（慢性甲状腺炎）

橋本病は甲状腺の慢性自己免疫性炎症で，リンパ球浸潤を伴う．無痛性のびまん性甲状腺腫大（萎縮の場合もある）があり，検査所見として，①TPO-Ab陽性，②Tg-Ab陽性，③細胞診でリンパ球浸潤のうち1つ以上を有するものとされる[18].罹患率は高く，成人女性の10人に1人，成人男性の40人に1人（男女比は1：20〜30）で，特に30〜40歳台の女性に多い．甲状腺機能低下症は20%程度に認め，FT4低値およびTSH高値を示す．無気力，易疲労感，疲労，眼瞼浮腫，寒がり，体重増加，動作緩慢，嗜眠，記憶力低下などの症状を呈することがある．一方，幼児や学童には稀とされるが，6歳以上の小児の甲状腺腫および後天性甲状腺機能低下症のもっとも多い原因とされ，思春期年齢から増加する．男女比は1：5程度で，成人に比べると男児に多い．甲状腺機能は，成人と同様にすべての症例が機能低下症に至るわけではない．小児ではびまん性甲状腺腫が主な臨床所見で，80〜90%に認める[19].機能低下症を伴わなければ甲状腺腫以外の症状はない．小児では90〜95%にTg-Ab，TPO-Abが陽性となる．

2．単純性甲状腺腫

単純性甲状腺腫は，びまん性甲状腺腫のみで甲

状腺機能異常を認めず，また抗甲状腺抗体も陰性である．もっとも一般的な原因は，食事中に含まれるヨウ素不足（ヨウ素欠乏症）である．その他の原因として，特定の薬剤（甲状腺ホルモン合成を減少）の使用（アミオダロンやリチウム），甲状腺ホルモンの合成を阻害する物質を含む食べ物（ブロッコリー，カリフラワー，キャベツなど）の大量摂取などがある．思春期，妊娠期，更年期などに一時的な甲状腺腫がみられることがあるが，ヨウ素摂取が充足している地域でみられる単純性甲状腺腫の原因は不明である．

3．無痛性甲状腺炎

無痛性甲状腺炎は，甲状腺痛を伴わない甲状腺中毒症である．びまん性甲状腺腫に加え，検査所見として ① FT4 高値（さらに FT3 高値），② TSH 低値（0.1 μU/mL 以下），③ TR-Ab 陰性，④ 放射性ヨウ素（またはテクネシウム）甲状腺摂取率低下のすべてを有するもの（検査所見の ①〜③ を有するものは，無痛性甲状腺炎の疑い）である[18]．慢性甲状腺炎や寛解バセドウ病の経過中に発症することが多く，分娩後の女性でもっともよくみられる（分娩後 12〜16 週以内の発症が多く，産後の無痛性甲状腺炎は妊娠のたびに再発する）．中毒症状は軽度のことが多く，急性期の甲状腺中毒症が見逃され，その後一過性の甲状腺機能低下症で気づかれることもある．また，回復期には甲状腺機能低下症となる症例も多く，少数ではあるが永続性機能低下症となるものがある．通常，症状も軽微で，自然に軽快するため特に治療の必要はない．

4．亜急性甲状腺炎

亜急性甲状腺炎は，有痛性甲状腺腫に加え，検査所見として ① CRP または赤沈高値，② FT4 高値，TSH 低値（0.1 μU/mL 以下），③ US で疼痛部に一致した低エコー域のすべてを有するもの（検査所見の ①，② を有するものは亜急性甲状腺炎の疑い）である．上気道感染症の前駆症状をしばしば伴い，前頸部の疼痛および発熱を認める．頸部痛は反対側に移動することも特徴である．30〜40 歳台の女性に多く，細胞診では多核巨細胞を認め

るが，橋本病に特異的な甲状腺へのリンパ球浸潤がみられることは少ない．また上記検査所見以外に，TR-Ab，Tg-Ab，TPO-Ab は原則として陰性となり，急性期には放射性ヨウ素（またはテクネシウム）甲状腺摂取率の低下を認める[18]．治療は自覚症状の程度により異なる．疼痛と機能亢進が軽度な場合は経過観察のみ，あるいは非ステロイド系抗炎症薬での対症療法を行う．甲状腺ホルモンが高く，動悸，手指振戦，発汗過多といった症状が強い場合は，β ブロッカーの投与，また疼痛や発熱の程度が強い場合には，ステロイドの投与を行う．甲状腺ホルモンの上昇は自然寛解するが，症状の消失に加え甲状腺ホルモンが正常化するまでに，2〜4 か月程度を要することが多い．また回復期に甲状腺機能低下症になる例も多く，少数例は永続性機能低下症となる．

5．バセドウ病

バセドウ病は，臨床所見として ① 頻脈，体重減少，手指振戦，発汗増加などの甲状腺中毒所見，② びまん性甲状腺腫，③ 眼球突出または特有の眼症状などが出現する．検査所見として，① FT4，FT3 のいずれか一方または両方の高値，② TSH 低値（0.1 μU/mL 以下），③ TR-Ab 陽性，または TS-Ab 陽性，④ 典型例では放射性ヨウ素（またはテクネシウム）甲状腺摂取率高値を示し，シンチグラフィでびまん性に取り込みを認める．臨床所見の 1 つ以上に加え，検査所見のすべてを有するものはバセドウ病，臨床所見の 1 つ以上に加え，検査所見の ①〜③ を有するものが確からしいバセドウ病，臨床所見の 1 つ以上に加え，検査所見の ①，② を有し，FT4，FT3 高値が 3 か月以上続くものがバセドウ病の疑いと診断される[18]．バセドウ病は，甲状腺の TSH 受容体に対する自己抗体により引き起こされる疾患である．この自己抗体は刺激抗体であるため，T4 および T3 が絶えず過剰に合成・分泌され，上記臨床所見を呈する．

有病率は人口 1,000 人当たり 0.2〜3.2 人（男女比は 1：3〜5）で女性に多く，特に 20〜40 歳台の

発症が多い．原因は遺伝的要因(HLA 遺伝子，CTLA-4 遺伝子，PTPN22 遺伝子などの関与)と環境的要因(感染やストレスなど)両方の関与が考えられている．治療は薬物療法(抗甲状腺薬)，放射性ヨウ素治療，手術の 3 つがあり，多くの場合に薬物療法が第一選択となる．

　小児期に発症する甲状腺機能亢進症の大部分はバセドウ病である．小児例はバセドウ病全体の 5％以下で，有病率は 0.02％と少ない．発症年齢は 5 歳以下のバセドウ病は極めて珍しく，11～15 歳で年齢とともに増加し，高校生で発症がピークとなる．男女比は 1：3～6 と女性に多い．小児バセドウ病の臨床症状として，甲状腺腫(68.4％)，多汗(53.4％)，易疲労感(50.4％)，落ち着きのなさ(47.4％)，手指振戦(45.1％)が多く，成人と異なり体重減少は少ない．本邦では小児バセドウ病の 40％が家族歴を有し，家族性バセドウ病の頻度は 2～3％とされる．治療は薬物療法が第一選択である．しかし成人と比べ，寛解率が低く，治療に難渋し，治療期間も長いこと，また副作用の頻度も高い．薬物療法では，プロピルチオウラシルは副作用として重篤な肝機能障害をきたす可能性が高いため，チアマゾールを第一選択薬とする．本邦の 18 歳以下発症のバセドウ病 1,138 例の研究では，治療期間中央値 3.8 年での抗甲状腺薬による寛解率は 46.2％であった．長期抗甲状腺薬の継続で，約半数が寛解する可能性があると報告されている[20]．放射線ヨウ素治療はバセドウ病の確実性の高い治療法として，有効性や安全性が確立している．しかし，本邦では放射線被曝による甲状腺癌発症や性腺系への障害の危惧から，18 歳以下には慎重投与(5 歳以下の幼児には原則禁忌)としている[21]．

おわりに

　甲状腺の腫れ(甲状腺腫)は，結節性甲状腺腫とびまん性甲状腺腫に 2 つに大別される．結節性甲状腺腫の多くは腫瘍性病変で，手術の必要なものから経過観察でよいものまで様々である．一方，びまん性甲状腺腫には，甲状腺機能異常を伴うものが多い．甲状腺腫の診断手順と，代表的な甲状腺腫について，大人と子どもの特徴の違いを概説した．

参考文献

1) 志村浩己：日本における甲状腺腫瘍の頻度と経過―人間ドックからのデータ．日甲状腺会誌，**1**(2)：109-113, 2010.

2) Brito JP, Gionfriddo MR, Nofal AA, et al：The accuracy of thyroid nodule ultrasound to predict thyroid cancer：Systematic review and meta-analysis. J Clin Endocrinol Metab, **99**：1253-1263, 2014.
　Summary　超音波検査による甲状腺結節の診断に関するメタ解析．縦横比高値が悪性腫瘍との関連性が高く，spongiform 様形態は良性腫瘍と関連性が高い．

3) Haugen BR, Alexander EK, Bible KC, et al：2015 American Thyroid Association management guidelines for adult patients with thyroid nodules and differentiated thyroid cancer：The American Thyroid Association Guidelines Task Force on Thyroid Nodules and Differentiated Thyroid Cancer. Thyroid, **26**：1-133, 2016.

4) Kitaoka M, Miyamoto Y, Fukunari N, et al：Ultrasound diagnostic criteria for thyroid nodule. Jpn J Med Ultrasonics, **38**(6)：667-670, 2011.

5) 日本乳腺甲状腺超音波医学会，甲状腺用語診断基準委員会(編)：甲状腺超音波診断ガイドブック　改訂第 3 版．南江堂, 2016.

6) 岡本高宏，伊藤康弘，小野田尚佳ほか：甲状腺腫瘍診療ガイドライン 2018．日内分泌・甲状腺外会誌，**35** Supplement3：1-87, 2018.

7) Ito Y, Miyauchi A, Kihara M, et al：Patient age is significantly related to the progression of papillary microcarcinoma of the thyroid under observation. Thyroid, **24**：27-34, 2014.
　Summary　微小乳頭癌の非手術・経過観察に関する報告．10 年間で腫瘍の 3 mm 以上の増大は 8％に，リンパ節転移の出現は 3.8％であった．これらは 40 歳未満に多く，60 歳以上では少ない．

8) Fukuoka O, Sugitani I, Ebina A, et al：Natural history of asymptomatic papillary thyroid microcarcinoma：time-dependent changes in calcification and vascularity during active surveillance. World J Surg, **40**：529-537, 2016.
Summary　微小乳頭癌の非手術・経過観察に関する報告．平均観察期間 6.8 年間で，3 mm 以上の腫瘍増大は 6％であった．

9) Ito Y, Hirokawa M, Masuoka H, et al：Prognostic factors of minimally invasive follicular thyroid carcinoma：extensive vascular invasion significantly affects patient prognosis. Endocr J, **60**(5)：637-642, 2013.
Summary　微小浸潤型濾胞癌の予後因子に関する報告．広範 4 病巣以上の血管侵襲は予後不良因子である．

10) Xu B, Wang L, Tuttle RM, et al：Prognostic impact of extent of vascular invasion in low-grade encapsulated follicular cell-derived thyroid carcinomas：a clinicopathologic study of 276 cases. Hum Pathol, **46**(12)：1789-1798, 2015.
Summary　微小浸潤濾胞癌のうち，血管浸潤を認めるもの(被包性血管浸潤型，4 病巣以上)は予後因子である．

11) Wells SA Jr, Asa SL, Dralle H, et al：Revised American Thyroid Association guidelines for the management of medullary thyroid carcinoma. Thyroid, **25**：567-610, 2015.

12) 日本甲状腺学会(編)：機能性甲状腺結節：198-204, 甲状腺結節取扱い診療ガイドライン 2013. 南江堂, 2013.

13) 溝上哲也：機能性結節の治療．日内分泌・甲状腺外会誌, **35**(3)：167-172, 2018.

14) 平成 24 年度　甲状腺結節性疾患有所見率等調査成果報告．https://www.env.go.jp/content/900414243.pdf

15) 福島県県民健康調査の概要(福島復興情報ポータルサイト＞安全・安心の確保＞「健康」に関する安全・安心の確保＞県民健康調査の概要. https://www.pref.fukushima.lg.jp/site/portal/43-7.html

16) 鈴木眞一：福島で発見された小児若年者甲状腺癌について．内分泌外会誌, **39**(1)：17-22, 2022.

17) 加藤良平，赤石純子，杉野公則ほか：小児・若年者甲状腺癌の病理学的特徴．内分泌外会誌, **38**(3)：168-174, 2021.

18) 日本甲状腺学会(編)：甲状腺疾患診断ガイドライン 2021. https://www.japanthyroid.jp/doctor/guideline/japanese.html

19) Fisher DA, et al：Thyroid disorders in childhood and adolescence. In：Sperling MA(ed), Pediatric Endocrinology. 3rd ed, Saunders Elsevier, Philadelphia, 227253, 2008.

20) Ohye H, Minagawa A, Noh JY, et al：Antithyroid drug treatment for Graves'disease in children：a long-term retrospective study at a single institution. Thyroid, **24**：200-207, 2014.
Summary　小児バセドウ病治療に関する報告．治療期間中央値 3.8 年での抗甲状腺薬による寛解率は 46.2％であった．累積寛解率は, 5 年まで抗甲状腺薬による治療期間とともに増加した．

21) 日本小児内分泌学会薬事委員会，日本甲状腺学会小児甲状腺疾患診療委員会(編)：小児期発症バセドウ病診療のガイドライン 2016. http://jspe.umin.jp/medical/files/gravesdisease_guideline2016.pdf

研修医・臨床検査技師のための

乳腺・甲状腺 検査の手引き

専門病院 相良病院 × 伊藤病院 がおくる 検査の実際

監修
伊藤公一・相良吉昭

編集
金光秀一・北川　亘

編著
宮﨑直子・持冨ゆかり

詳しくはこちら！

乳がん専門 相良病院 と
甲状腺専門 伊藤病院 の

コラボが実現！

乳腺や甲状腺疾患の臨床検査に必要な知識、
検査値の診かたなど、専門病院の考え方とともに詳述いたしました。
臨床検査に携わる方はもちろん、先生方の学びにもお役立てください。

2023 年 5 月発行　B5 判 254 頁　定価 4,950 円（本体価格 4,500 円＋税）

CONTENTS

 全日本病院出版会　〒113-0033 東京都文京区本郷 3-16-4　Tel：03-5689-5989
www.zenniti.com　　　　　　　　　　　　　　　　　　　Fax：03-5689-8030

FAXによる注文・住所変更届け

改定：2015年1月

　毎度ご購読いただきましてありがとうございます.

　読者の皆様方に小社の本をより確実にお届けさせていただくために，FAXでのご注文・住所変更届けを受けつけております. この機会に是非ご利用ください.

◇ご利用方法

　FAX専用注文書・住所変更届けは，そのまま切り離してFAX用紙としてご利用ください. また，注文の場合手続き終了後，ご購入商品と郵便振替用紙を同封してお送りいたします. **代金が5,000円をこえる場合，代金引換便とさせて頂きます.** その他，申し込み・変更届けの方法は電話，郵便はがきも同様です.

◇代金引換について

　本の代金が5,000円をこえる場合，代金引換とさせて頂きます. 配達員が商品をお届けした際に，現金またはクレジットカード・デビットカードにて代金を配達員にお支払い下さい(本の代金＋消費税＋送料). (※年間定期購読と同時に5,000円をこえるご注文を頂いた場合は代金引換とはなりません. 郵便振替用紙を同封して発送いたします. 代金後払いという形になります. 送料は定期購読を含むご注文の場合は頂きません)

◇年間定期購読のお申し込みについて

　年間定期購読は，1年分を前金で頂いておりますため，代金引換とはなりません. 郵便振替用紙を本と同封または別送いたします. 送料無料，また何月号からでもお申込み頂けます.

　毎年末，次年度定期購読のご案内をお送りいたしますので，定期購読更新のお手間が非常に少なく済みます.

◇住所変更届けについて

　年間購読をお申し込みされております方は，その期間中お届け先が変更します際，必ずご連絡下さいますようよろしくお願い致します.

◇取消，変更について

　取消，変更につきましては，お早めにFAX，お電話でお知らせ下さい.

　返品は，原則として受けつけておりませんが，返品の場合の郵送料はお客様負担とさせていただきます. その際は必ず小社へご連絡ください.

◇ご送本について

　ご送本につきましては，ご注文がありましてから約1週間前後とみていただきたいと思います. お急ぎの方は，ご注文の際にその旨をご記入ください. 至急送らせていただきます. 2～3日でお手元に届くように手配いたします.

◇個人情報の利用目的

　お客様から収集させていただいた個人情報，ご注文情報は本サービスを提供する目的(本の発送，ご注文内容の確認，問い合わせに対しての回答等)以外には利用することはございません.

　その他，ご不明な点は小社までご連絡ください.

株式会社 全日本病院出版会　〒113-0033 東京都文京区本郷 3-16-4-7 F　電話 03(5689)5989　FAX03(5689)8030　郵便振替口座 00160-9-58753

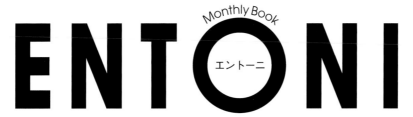

年　　月　　日

FAX 専用注文書

「Monthly Book ENTONI」誌のご注文の際は，この FAX 専用注文書もご利用頂けます．また電話でのお申し込みも受け付けております．
毎月確実に入手したい方には年間購読申し込みをお勧めいたします．また各号1冊からの注文もできますので，お気軽にお問い合わせください．

バックナンバー合計
5,000 円以上のご注文
は代金引換発送

―お問い合わせ先―
㈱全日本病院出版会　営業部
電話 03(5689)5989　　FAX 03(5689)8030

□**年間定期購読申し込み　No.　　から**

□**バックナンバー申し込み**

No.	–	冊	No.	–	冊	No.	–	冊	No.	–	冊
No.	–	冊	No.	–	冊	No.	–	冊	No.	–	冊
No.	–	冊	No.	–	冊	No.	–	冊	No.	–	冊
No.	–	冊	No.	–	冊	No.	–	冊	No.	–	冊

□**他誌ご注文**

	冊		冊

お名前	フリガナ　　　　　　　　　　　　　　　　　　　　　　　　㊞	電話番号

ご送付先	〒　　－　　　　　　　　　　　　　　　　　　　　　　　　　　　　　　　　　□自宅　　□お勤め先

領収書　　無 ・ 有　（宛名：　　　　　　　　　　　　　　　）

FAX 03-5689-8030 全日本病院出版会行

年　　月　　日

住 所 変 更 届 け

お名前	フリガナ	
お客様番号		毎回お送りしています封筒のお名前の右上に印字されております8ケタの番号をご記入下さい。
新お届け先	〒　　　　　　都　道 　　　　　　　府　県	
新電話番号	（　　　　　）	
変更日付	年　　月　　日より	月号より
旧お届け先	〒	

※ 年間購読を注文されております雑誌・書籍名に✓を付けて下さい。

- ☐ Monthly Book Orthopaedics（月刊誌）
- ☐ Monthly Book Derma.（月刊誌）
- ☐ Monthly Book Medical Rehabilitation（月刊誌）
- ☐ Monthly Book ENTONI（月刊誌）
- ☐ PEPARS（月刊誌）
- ☐ Monthly Book OCULISTA（月刊誌）

FAX 03-5689-8030

全日本病院出版会行

通常号⇒ No.278 まで 本体 2,500 円＋税
　　　　　No.279 以降 本体 2,600 円＋税
※その他のバックナンバー，各目次等
　の詳しい内容は HP
　（www.zenniti.com）をご覧下さい.

編集顧問：本庄　　巌　京都大学名誉教授

　　　　　小林　俊光　仙塩利府病院
　　　　　　　　　　　耳科手術センター長

編集主幹：曾根 三千彦　名古屋大学教授

　　　　　香取　幸夫　東北大学教授

No. 290　編集企画：
山下　勝　鹿児島大学教授

Monthly Book ENTONI　No. 290

2023 年 11 月 15 日発行（毎月 1 回 15 日発行）

定価は表紙に表示してあります.

Printed in Japan

発行者　　末 定 広 光
発行所　　株式会社　全日本病院出版会
〒 113-0033 東京都文京区本郷 3 丁目 16 番 4 号 7 階
　　　　電話（03）5689-5989　Fax（03）5689-8030
　　　　郵便振替口座 00160-9-58753

印刷・製本　三報社印刷株式会社　　　電話（03）3637-0005
広告取扱店　株式会社文京メディカル　　電話（03）3817-8036